La Désinfection
à la Campagne

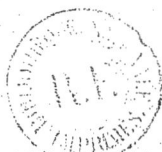

ORGANISATION ET FONCTIONNEMENT
DU
SERVICE DÉPARTEMENTAL DE DÉSINFECTION
EN SEINE-INFÉRIEURE

PAR

le Docteur Charles OTT
Inspecteur départemental des Services d'hygiène
en Seine-Inférieure
Auditeur au Conseil supérieur d'Hygiène publique
de France

Martial BASILAIRE
Chef de Division
à la Préfecture de la Seine-Inférieure

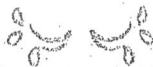

PARIS
A. MALOINE, ÉDITEUR
25-27, RUE DE L'ÉCOLE-DE-MÉDECINE, 25-27

1910

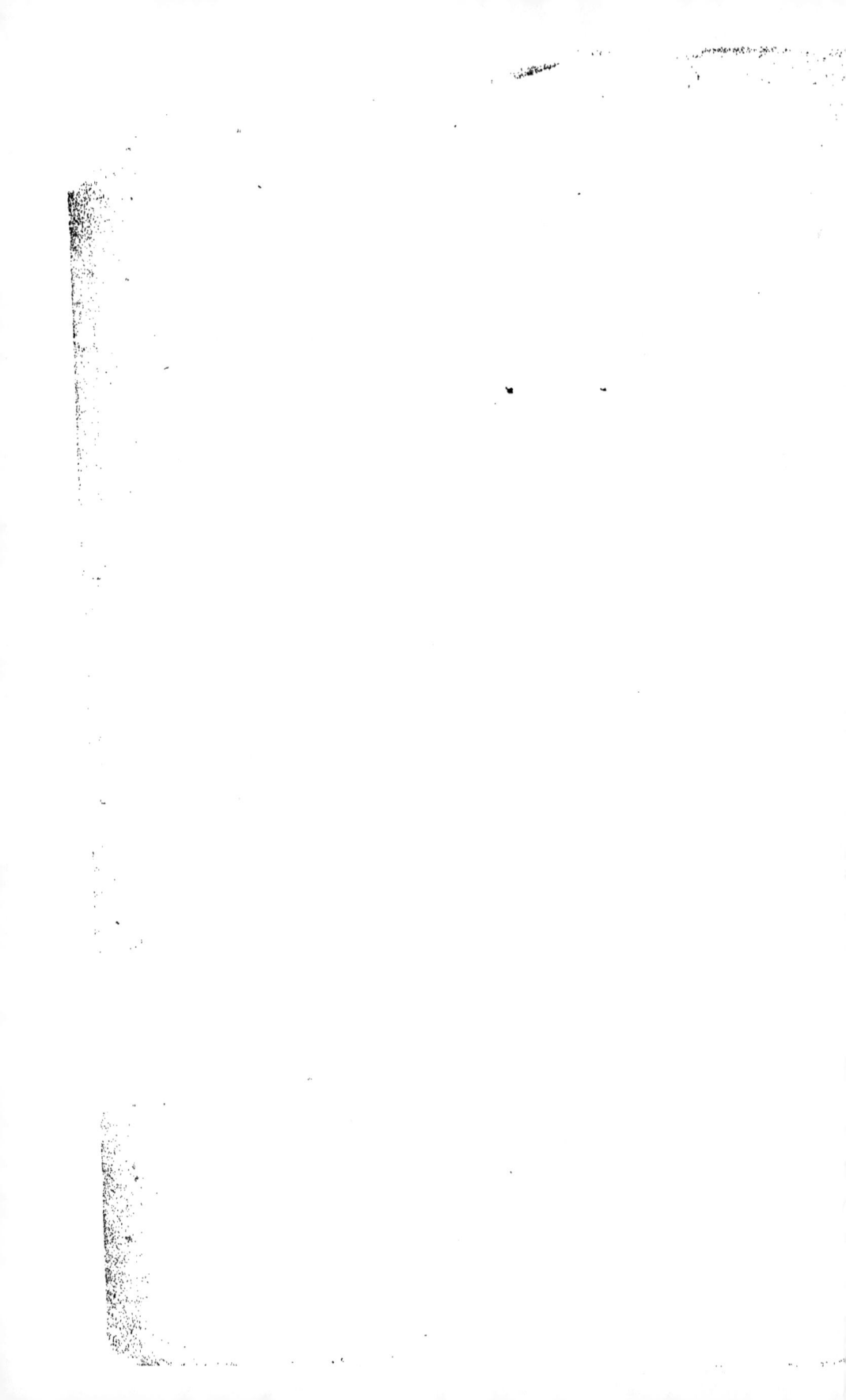

La Désinfection
à la Campagne

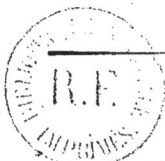

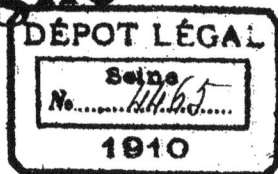

ORGANISATION ET FONCTIONNEMENT

DU

SERVICE DÉPARTEMENTAL DE DÉSINFECTION

EN SEINE-INFÉRIEURE

PAR

le Docteur Charles OTT

Inspecteur départemental des services d'hygiène en Seine-Inférieure
Auditeur au Conseil supérieur d'hygiène publique de France

ET

Martial BASILAIRE

Chef de Division à la Préfecture de la Seine-Inférieure

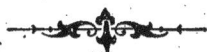

A MONSIEUR EUGÈNE FOSSE

PRÉFET DE LA SEINE-INFÉRIEURE
COMMANDEUR DE L'ORDRE NATIONAL DE LA LÉGION D'HONNEUR
COMMANDEUR DU MÉRITE AGRICOLE
OFFICIER DE L'INSTRUCTION PUBLIQUE

Monsieur le Préfet,

S'il est une loi à laquelle vous vous êtes particuliè-rement intéressé et dont vous avez poursuivi l'appli-cation avec une fermeté soutenue, c'est, sans conteste, celle du 15 février 1902 sur la protection de la santé publique.

C'est à votre initiative et à votre persévérance que sont dues la création au concours de l'inspection départementale de l'hygiène et l'organisation du service de la désinfection.

Permettez-nous donc de vous dédier cette brochure sans prétention, dans laquelle nous nous sommes bornés à exposer les principes d'organisation et les règles de fonctionnement de ce service, élaborés sous votre haute direction.

Veuillez agréer, Monsieur le Préfet, l'expression de nos sentiments respectueux et dévoués,

Dᴿ OTT.   M. BASILAIRE.

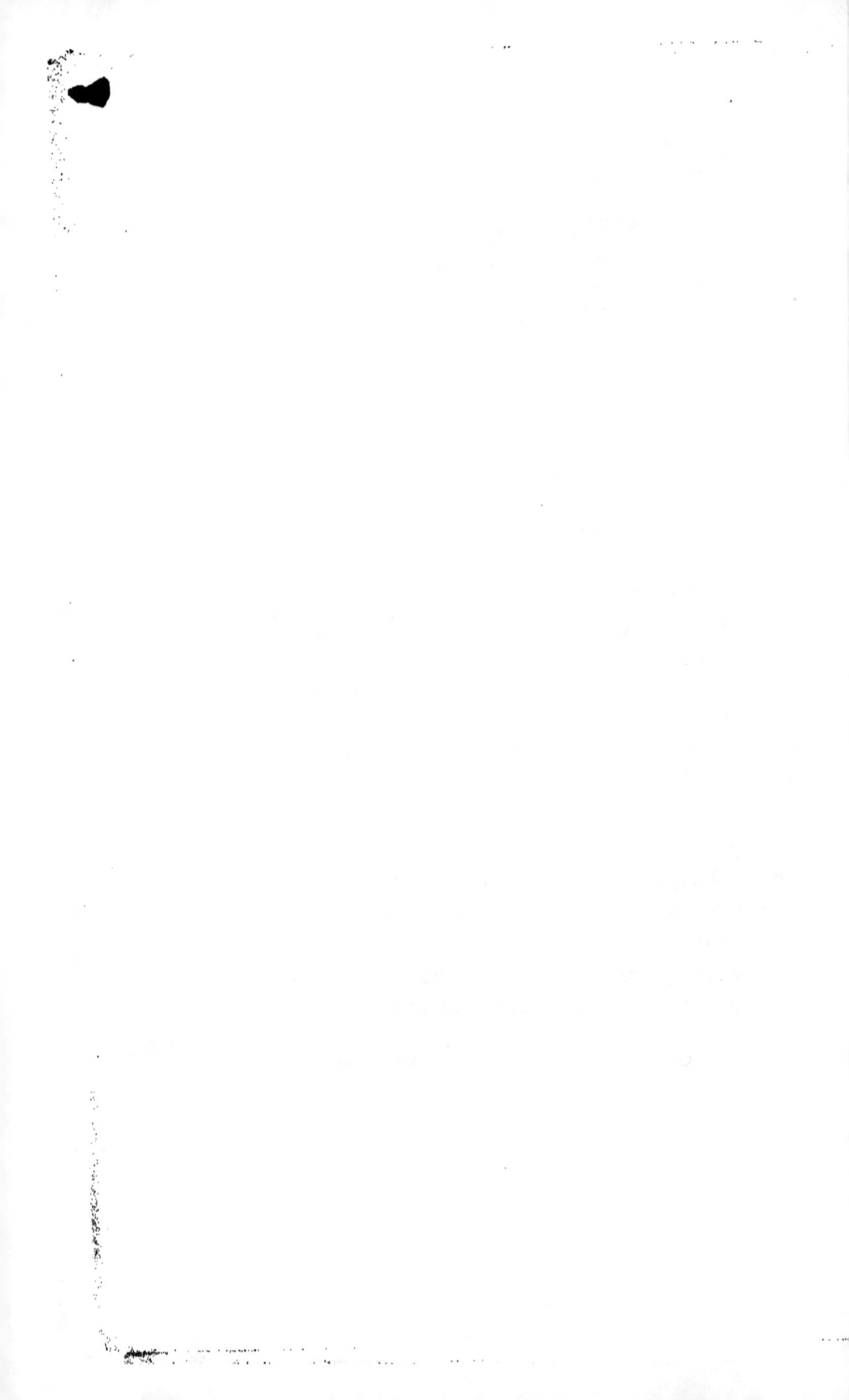

En livrant à la publicité la description de l'organisation et du fonctionnement du service de la désinfection, tel qu'il existe dans le département de Seine-Inférieure, nous n'avons pas la prétention d'apporter une solution définitive du problème si complexe de la **désinfection à la campagne** ; nous nous proposons seulement de démontrer que la désinfection peut y être assurée facilement, rapidement, économiquement.

Au point de vue administratif, le département de la Seine-Inférieure est divisé en 5 arrondissements ayant leur chef-lieu à Rouen, Dieppe, Le Havre, Neufchâtel, Yvetot, et il comprend 760 communes ; au point de vue sanitaire, il est divisé en 13 circonscriptions sanitaires ayant leur siège à Rouen, Elbeuf, Pavilly, Dieppe, Eu, Le Havre, Bolbec, Fécamp, Neufchâtel, Blangy, Gournay, Yvetot, Saint-Valéry-en-Caux, et on y trouve 3 villes pourvues d'un bureau d'hygiène : Rouen, Le Havre et Dieppe.

Défalcation faite de la population de ces 3 villes (274.518 habitants), le service départemental de désinfection doit assurer la surveillance ou l'application des mesures de prophylaxie contre les maladies transmissibles dans 757 communes, comptant 589.364 habitants.

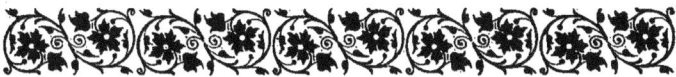

Organisation du Service

Les idées directrices qui ont présidé à l'organisation du Service de désinfection dans le département de la Seine-Inférieure sont les suivantes : ramener au minimum le temps qui s'écoulera entre le moment où le médecin traitant fait la déclaration obligatoire du cas de maladie transmissible et celui où l'agent de désinfection vient se mettre à la disposition des intéressés ; rendre la désinfection aussi simple et aussi discrète que possible.

La désinfection étant par définition même la destruction complète des germes morbides au fur et à mesure de leur émission, il y a un intérêt primordial à réduire le plus possible cette période d'attente qui s'écoule forcément entre le moment où le danger est reconnu par le diagnostic médical d'un cas d'affection transmissible et le moment où les premières mesures de désinfection peuvent être appliquées. Plus cette période sera courte, plus grande sera la probabilité de limiter la contagion dans l'entourage même du malade et bien souvent d'empêcher la propagation à distance.

La désinfection incombant à un service public se fera par conséquent grâce à l'installation d'un certain nombre de postes judicieusement répartis et grâce au concours d'un certain nombre d'agents convenablement choisis et pratiquement éduqués.

Jusqu'à présent, il était d'usage de prévoir deux sortes de postes de désinfection : les postes étudiés spécialement pour la désinfection dite en surface et ceux étudiés spécialement pour la désinfection dite en profondeur, chacun de ces derniers pouvant lui-même être un poste fixe ou un poste mobile.

Dans le département de la Seine-Inférieure, l'installation des postes fixes n'a même pas été envisagée, car l'installation d'un poste de ce genre dans un service départemental paraît être un non sens, en se plaçant au point de vue prophylactique, le seul à envisager en l'espèce. Cette opinion a été émise, il y a plusieurs années déjà, par M. Bonjean, dans un article de la *Revue pratique d'hygiène municipale*. Nous l'avons reprise pour notre compte. On comprend malaisément, en effet, que pour assurer la désinfection, c'est-à-dire la destruction aussi rapide et aussi complète que possible des germes morbides, on commence tout d'abord par promener ces germes dans des emballages plus que suspects au point de vue de l'étanchéité, aux quatre coins du territoire, au risque de semer partout la contagion au lieu de la restreindre. Aucun poste fixe n'a, par suite, été prévu dans l'organisation du Service départemental. Tous les postes créés sont des postes mobiles.

La seconde distinction qu'il est presque classique de faire, distinction en désinfection en surface et désinfection en profondeur, paraît avoir été établie bien plus en se basant sur la nature des instruments et appareils utilisés dans l'art de la désinfection que pour répondre aux nécessités d'une désinfection rationnelle et pratiquement efficace.

Suivant les instructions pour la pratique de la désinfection adoptées par le Conseil supérieur d'hygiène publique de France, il nous a paru plus logique d'envisager séparément la désinfection *en cours de maladie* et la désinfection *en fin de maladie* ; la première ayant pour but, en faisant l'éducation hygiénique de l'entourage du malade, en mettant à la disposition de cet entourage des instruments simples, des agents microbicides d'une action sûre, efficace et d'un maniement facile, de restreindre le plus possible le territoire infecté autour du malade et, partant, de restreindre au minimum les chances de contamination de l'entourage et du voisinage.

Comme conséquences de l'application de ces mesures de désinfection en cours de maladie, mesures qui auront détruit, au fur et à mesure de leur émission, les germes morbides provenant du malade, il suffira, une fois la maladie terminée, pour en supprimer toute trace dans le milieu social, de désinfecter efficacement le local occupé par le malade et le mobilier contaminé par ce dernier : ce sera l'œuvre du poste de désinfection en fin de maladie, auquel est réservé le coup de balai final qui rendra assainis, à l'usage commun, locaux et mobilier.

Dans la Seine-Inférieure, deux sortes de postes ont été établis :

1° Postes pour la désinfection en cours de maladie
2° Postes pour la désinfection en fin de maladie.

Répartition des postes

Dans chacune des circonscriptions sanitaires entre lesquelles le département est divisé, il doit être, stipule l'article 5 du décret du 10 juillet 1906, établi au moins un poste de désinfection, et les sièges de chaque poste doivent être fixés de telle sorte *qu'il ne faille pas plus de six heures pour se rendre du poste dans les différentes communes qu'il est appelé à desservir.* Pour se conformer à ces prescriptions, il eût fallu créer au moins un poste de désinfection dans chacune des treize circonscriptions suivantes : Rouen, Elbeuf, Pavilly, Dieppe, Eu, le Havre, Bolbec, Fécamp, Neufchâtel, Blangy, Gournay, Yvetot, Saint-Valéry.

La Commission spéciale (1) chargée d'étudier les mesures de détail relatives à l'organisation du service de désinfection, a reconnu que, dans un département à population aussi dense que la Seine-Inférieure, il n'était pas indispensable de créer un aussi grand nombre de postes ; elle a conclu à l'établissement d'un poste de désinfection au chef-lieu de chaque arrondissement.

Si notre organisation n'est pas conforme à la lettre du décret précité, elle répond à son esprit puisque, dans tous les cas, *moins de six heures seront nécessaires pour se rendre du poste dans les diverses communes qu'il est appelé à desservir.* Pour arriver à ce résultat, il a suffi : d'une part, de mettre une motocyclette à la disposition des agents chargés d'intervenir pour la désinfection pendant la maladie ; d'autre part, de doter l'un des postes — en l'espèce celui de Rouen — du nombre suffisant d'automobiles sanitaires pour transporter rapidement sur place l'agent, le matériel et les produits nécessaires à la désinfection à la fin de la maladie.

Mais, objectera-t-on, comment l'agent, monté à motocyclette, pourra-t-il transporter dans sa circonscription

---

(1) Cette Commission, instituée par arrêté du 11 janvier 1909, se composait de :

MM. le Préfet, président ;
> le Dr Merry Delabost, membre du Conseil d'hygiène départemental, directeur honoraire de l'Ecole de médecine et de pharmacie de Rouen ;
> le Dr Tourdot, conseiller général ;
> le Dr Ott, inspecteur départemental des Services d'hygiène ;
> Lefort, architecte départemental ;
> Basilaire, chef de Division à la Préfecture, secrétaire.

le matériel et les produits nécessaires à la désinfection en cours de maladie ? En parlant plus loin du rôle de cet agent, nous répondrons à cette question ; nous indiquerons alors avec quelle facilité et avec quelle rapidité les familles auront à leur disposition les objets et désinfectants indispensables. Bornons-nous à dire dès maintenant que la désinfection pendant la maladie *doit logiquement être faite par la famille*, avec l'aide et sous le contrôle du service départemental ; que, pour procéder à cette désinfection, il n'est pas besoin de grands appareils ni de produits chimiques variés ; qu'à la rigueur, un récipient quelconque pouvant aller au feu, un foyer pouvant porter le contenu de ce récipient à l'ébullition, suffisent dans les cas urgents, pour assurer la désinfection efficace des produits morbides ou du linge contaminé.

Chefs de poste

L'article 8 du décret du 10 juillet 1906 dispose que « chaque poste de désinfection doit être dirigé par un « chef de poste, assisté s'il y a lieu, d'agents ou aides » ; « que les chefs de poste et les agents procèdent eux-« mêmes aux opérations de désinfection ».

Les fonctions de chefs de poste ont été confiées à un employé de la Préfecture et de la Sous-Préfecture, qui est uniquement chargé de la partie administrative du service exposée plus loin et auquel il est alloué une indemnité annuelle variant de 200 à 600 francs.

Agents de désinfection

Contrairement à la solution généralement adoptée qui consiste presque toujours à charger accessoirement du service de désinfection des employés pris dans un Service départemental quelconque, nos agents de désinfection ont été spécialisés.

Les avantages de cette spécialisation sautent aux yeux. L'idée pouvait être en effet séduisante de prendre simplement, au moment où l'on en aurait besoin, en les rémunérant à l'heure ou à la journée, des agents d'un Service public quelconque, du Service vicinal, par exemple, de les transformer en agents de désinfection d'occasion. On pensait que cette façon de procéder était simple, peu coûteuse et pratique ; l'expérience a démontré au contraire qu'elle entraînait un retard considérable dans le moment d'intervention de l'agent, qu'elle était onéreuse et qu'elle était dangereuse.

Dans un rapport adressé au Préfet des Hautes-Pyrénées, M. le Dr Lafosse, chargé du contrôle du service de désinfection dans ce département, écrit : « C'est une « hérésie administrative que de s'imaginer qu'on peut « improviser un désinfecteur, fût-ce au moyen de la « transmutation temporaire des agents du Service vici- « nal... » ; il ajoute que les agents de désinfection sans éducation technique préalable deviendront des agents d'infection et qu'il ne faut avoir recours qu'à des désinfecteurs de métier, des spécialistes.

De même, et au nom de l'expérience acquise, M. le professeur Courmont, inspecteur départemental de l'hygiène publique dans le Rhône, déclare : « ..... c'est « dire que je condamne absolument les organisations « départementales ou urbaines qui ont mis la désin- « fection entre les mains de fonctionnaires à tout « faire..... »

Tous nos agents de désinfection sont donc spécialisés et, afin de rendre leur intervention aussi discrète que possible, ils ne portent aucune tenue spéciale, aucun signe distinctif ; revêtus du classique costume de cuir de tous les motocyclistes ou chauffeurs, leur passage dans une commune, leur arrêt devant une maison, restent inaperçus, et ils remplissent ainsi leur mission sans éveiller aucune susceptibilité, ni heurter aucun préjugé.

Le recrutement, le traitement et l'avancement de ces agents ont été déterminés par un arrêté préfectoral dont les dispositions sont reproduites ci-après :

ARTICLE 1er

1° *Traitement*

Agent stagiaire............	1.200 fr. par an.	
Agent de 4e classe.........	1.300 fr.	—
Agent de 3e classe.........	1.400 fr.	—
Agent de 2e classe.........	1.500 fr.	—
Agent de 1re classe........	1.600 fr.	—
Agent hors classe.........	1.800 fr.	—

2° *Indemnité de logement*

A chaque agent non logé : 300 francs s'il réside à Dieppe, au Havre ou à Rouen, et 200 francs s'il réside à Neufchâtel ou à Yvetot.

3° *Indemnité de déplacement*

La 1/2 journée........	1 fr. 50
La journée................	3 fr.
La journée et la nuit........	8 fr.

4° *Primes d'entretien de matériel*

Sur la proposition de M. l'Inspecteur départemental des Services d'hygiène, des gratifications dites " primes d'entretien du matériel " peuvent être allouées, en fin d'année, à tout agent qui a fait preuve de qualités exceptionnelles dans l'entretien du matériel du service.

Article 2

Les agents sont nommés sur la proposition de l'Inspecteur départemental des services d'hygiène.

Aucun agent ne peut être titularisé et nommé à la 4e classe de son emploi qu'après un stage d'un an.

Les avancements de classe ne sont accordés qu'après un minimum d'un an dans la 4e classe, de 2 ans dans la 3e, de 3 ans dans la seconde, et de 4 ans dans la première.

Ajoutons que le Conseil général va être saisi de propositions tendant à étendre aux agents de désinfection les avantages de la Caisse de retraites établie en faveur des employés des services départementaux.

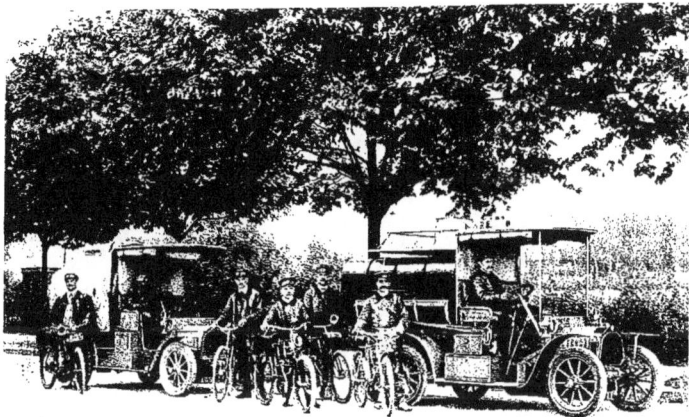

"Le CROQUIS"

Ensemble du Personnel et du Matériel du Service départemental de Désinfection

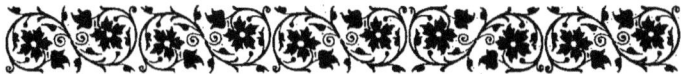

FONCTIONNEMENT DU SERVICE

PERSONNEL ET MATÉRIEL

Parmi les personnes appelées à assurer le fonctionnement du Service de désinfection, il faut en première
ligne citer le médecin traitant ; viennent ensuite le chef
de poste, puis l'agent qui interviendra pour la désinfection en cours de maladie ; enfin, l'agent qui doit procéder à la désinfection lorsque la maladie est terminée,
lorsque le malade est décédé ou qu'il a été transporté
hors de son domicile.

Rôle du médecin et rémunération
de son concours

Si l'on s'en tient aux dispositions légales en vigueur,
le rôle du médecin en la matière est des plus limité : il
lui suffit, en effet, de faire à l'autorité publique la décla
ration de tout cas de maladie transmissible prescrite
par l'article 15 de la loi du 30 novembre 1892 et par
l'article 5 de la loi du 15 février 1902. Mais le Conseil

d'hygiène départemental et le Conseil général ont, avec juste raison, estimé que le médecin traitant était tout indiqué pour préparer les familles à accepter les mesures de désinfection ; ils ont pensé que dans l'organisation du plus important des Services publics, institué dans l'intérêt de la santé publique, il fallait demander et obtenir du médecin plus qu'une simple déclaration ; qu'il était utile qu'il mît à la disposition de l'Administration l'influence morale qu'il exerce dans sa clientèle ; qu'il était en un mot indispensable d'en faire un collaborateur volontaire du nouveau Service départemental.

En quoi consistera cette collaboration ? D'abord à adresser au Maire et au Sous-Préfet, dès la constatation de la maladie, la déclaration prescrite par la loi et à la la compléter par quelques brèves indications de nature à renseigner immédiatement l'Administration sur la mission qu'auront à remplir ses agents ; ensuite et surtout, à faire comprendre à l'entourage du malade la nécessité de la désinfection, à préparer de la sorte la venue de l'agent désinfecteur.

Appréciant comme il convient l'utilité et l'importance du concours du médecin, le Conseil général a estimé qu'il était légitime de l'en rémunérer. Sur l'avis de la Commission spéciale et conformément aux propositions du Préfet, la Commission départementale a fixé à 2 francs l'indemnité qui lui sera allouée, dans chacun des cas de maladie ci-après, s'il s'est conformé aux dispositions de l'article 8 (1) du règlement du service : 1° fièvre typhoïde ;

(1) Dès la constatation de l'une des maladies pour lesquelles la déclaration et la désinfection sont obligatoires, le médecin traitant avertit le Maire et le Sous-Préfet dans les conditions prescrites par l'article 2 de l'arrêté ministériel du 10 février 1903.

S'il consent à prêter son concours à l'Administration pour assurer la désinfection, il est tenu de donner des conseils à l'entourage du malade sur la nécessité et l'utilité de la désinfection et de mentionner sur la formule de déclaration, en outre des indications prescrites par l'arrêté ministériel précité :

2° typhus exanthématique : variole et varioloïde ; 4° scarlatine ; 5° rougeole compliquée (la rougeole ordinaire ne donnant pas lieu à la rémunération) ; 6° diphtérie ; 7° suette miliaire ; 8° choléra et maladies cholériformes ; 9° peste ; 10° fièvre jaune ; 11° dysenterie ; 12° infection puerpérale et ophtalmie des nouveau-nés (lorsque le secret de l'accouchement n'a pas été réclamé) : 13° méningite cérébro-spinale ; 14° tuberculose pulmonaire.

En consentant à fournir les brèves indications facultatives que comportent les formules de déclaration en facilitant ainsi le fonctionnement du service, en se faisant en quelque sorte, auprès des familles, le conseiller de la désinfection, le médecin préparera à nos agents, lorsqu'ils se présenteront, sinon un accueil cordial, du moins un accueil bienveillant.

Rôle du chef de poste

Aux termes des dispositions des articles 7 et 8 du décret du 10 juillet 1906, les attributions du chef de poste sont de deux sortes : les unes administratives, les autres techniques.

La Commission spéciale d'organisation du service a pensé qu'il était préférable de charger le chef de poste exclusivement des attributions administratives, et de réserver les attributions techniques aux agents de désinfection. Une des raisons pour lesquelles elle a envisagé cette séparation très nette entre les différentes attributions des chefs de poste, est la suivante :

Aux termes de l'article 10 du décret de la loi du 10

1° Le nom de la personne responsable de l'exécution des mesures de désinfection ;

2° Si la désinfection doit être pratiquée par le service public ;

3° Des indications, s'il y a lieu, sur les causes de la maladie et sur les mesures d'assainissement à prendre autres que la désinfection.

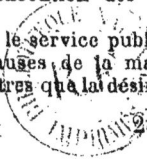

juillet 1906, le chef de poste est mis en mouvement par le Maire de la commune où réside le malade, au reçu de la déclaration faite par le médecin. L'observation stricte de cet article offre dans nos campagnes un grave inconvénient. En effet, la majeure partie des communes rurales n'ont qu'une seule distribution postale, d'où un retard considérable et quelquefois préjudiciable à la santé publique.

Supposons qu'un médecin constate le dimanche un cas de maladie transmissible, et qu'il fasse le même jour les deux déclarations prescrites par la loi. Le Sous-Préfet d'une part, le Maire de l'autre, la recevront le lundi. En admettant que le Maire avertisse le chef de poste le jour même, cet avis ne partira que le mardi et n'arrivera que le mercredi au chef de poste.

Dans notre organisation, nous transformons en chef de poste l'employé de la Sous-Préfecture chargé de la réception des déclarations médicales. Dans le cas cité plus haut, dès le lundi matin il aura connaissance du cas et expédiera le jour même l'agent technique du service. Donc en suivant la filière prévue par le décret, pratiquement l'agent ne pourra être à pied d'œuvre que trois jours après la constatation médicale ; en adoptant notre manière de faire, il sera à pied d'œuvre vingt-quatre heures au plus après la constatation médicale.

Mais l'employé de la Préfecture ou de la Sous-Préfecture investi de la direction du poste sanitaire, n'a cependant pas toutes les attributions du chef de poste ; il est uniquement chargé en effet :

1° De recevoir les déclarations de maladies transmissibles, de les transcrire sur le registre prescrit par l'article 3 du décret du 10 février 1903 et sur le registre-journal spécial au département ;

2° De tenir, pour chaque maladie, une fiche de contrôle sur laquelle il consigne les indications suivantes :

n° de la maladie, nom et adresse du malade, dates de la réception de la déclaration, de la première visite et des visites successives de l'agent de désinfection, de la guérison, du décès ou du transport du malade hors de son domicile, de la désinfection finale ;

3° D'établir chaque soir, pour être remis aussitôt à l'agent de désinfection : a) une feuille de route quotidienne où il indique le domicile des malades chez lesquels l'agent se rendra le lendemain ; b) pour chaque maladie, une feuille d'opérations sur laquelle l'agent mentionnera la date et l'heure de chacune de ses visites, ses observations, quelles formules d'instructions imprimées, quels désinfectants et objets il a remis à la famille ;

4° D'avertir la famille du malade de la date et de l'heure approximative auxquelles il sera procédé à la désinfection finale ;

5° D'aviser le délégué de la Commission sanitaire des cas de maladies transmissibles ;

6° De transmettre chaque soir à l'Inspecteur départemental des services d'hygiène, qui sera ainsi tenu au courant au jour le jour de la marche du service et pourra exercer le contrôle qui lui incombe : a) un compte rendu journalier reproduisant les déclarations de maladies reçues dans la journée et la feuille de route quotidienne remise à l'agent de désinfection pour le lendemain ; b) une copie de la feuille d'opérations lorsque le malade est guéri, décédé ou transporté hors de son domicile ; c) un relevé des observations de toute nature (rapports des agents, plaintes des intéressés, réflexions du corps médical....) parvenues au chef de poste ;

7° Dresser, pour le Ministre de l'Intérieur, un état mensuel des cas de maladies transmissibles ;

8° Tenir les archives du service.

Par cette simple énumération des attributions d'ordre

administratif qui incombent au chef de poste, on se
rend compte qu'il y avait intérêt à en charger un
employé sédentaire, rompu à ce genre de travail, plutôt
qu'un agent d'exécution.

Rôle des agents de désinfection

Les agents d'exécution du service sont les agents de
désinfection, qu'il faut ranger dans deux catégories : les
uns s'occupant de la désinfection en cours de la maladie,
les autres procédant à l'exécution des mesures de désinfection après la maladie.

A propos de cette division des agents du service en
deux catégories, nous répétons que nous attachons la
plus grande importance *à la désinfection en cours de
maladie. C'est par elle, et par elle seule qu'on arrive à
enrayer la propagation des maladies épidémiques.* La
désinfection en fin de maladie ne constitue que " le
coup de balai final " qui rend, assainis, à l'usage commun, les locaux et le mobilier contaminés par le
malade.

DÉSINFECTION PENDANT LA MALADIE

Au début de ce travail, nous avons indiqué que la
désinfection pendant la maladie devait être logiquement
faite par la famille, première intéressée ; qu'à la rigueur
un récipient quelconque pouvant aller au feu et dont le
contenu serait porté à l'ébullition, suffirait pour assurer
la désinfection des produits morbides et du linge contaminé.

Mais cette façon de procéder serait de nature à sou-
lever les récriminations des ménagères dont le linge
pourrait se trouver taché d'une façon indélébile par

l'ébullition, lorsqu'il est imprégné de produits organiques (sang, pus...). Aussi nous a-t-il paru préférable de faire procéder à la désinfection par trempage dans une solution antiseptique énergique, et de recourir, à cet effet, à un seul antiseptique : le crésylol sodique, qui, à lui seul, remplace tous les autres, suivant la formule désormais lapidaire du Conseil supérieur d'hygiène publique de France. En mettant donc à la disposition de l'entourage du malade un récipient métallique et du crésylol sodique, on lui procure le moyen de procéder à la désinfection de tous les produits morbides émis par le malade.

Le seul inconvénient du crésylol sodique est son odeur qui paraît impressionner désagréablement certains odorats. La généralisation de son emploi n'a néanmoins donné lieu à aucune réclamation bien sérieuse des intéressés. Par contre, un médecin doué vraisemblablement d'une idiosyncrasie particulière vis-à-vis des odeurs pouvant rappeler de plus ou moins loin les odeurs phénoliques, a protesté énergiquement auprès d'une association professionnelle du département contre l'emploi de ce désinfectant qui « empuante, écrit-il, les maisons ». Nous avons fait faire une enquête auprès de tous ceux de ses malades ayant été atteints d'une affection transmissible ; un seul a fait part à l'agent enquêteur des observations suivantes, consignées dans le rapport de cet agent.

« Lors de la maladie du jeune L..., demeurant à L...,
« le père de cet enfant m'a déclaré à plusieurs reprises
« que l'odeur du crésylol sodique était très forte et que
« chaque fois qu'il en employait dans sa maison, sa
« femme était prise de violents maux de tête.

« J'ai constaté néanmoins que la désinfection, au
« cours de cette maladie, avait été faite régulièrement
« à l'aide du crésylol.

« M. L... trouve d'ailleurs l'obligation de désinfecter
« très nécessaire et m'a dit plusieurs fois qu'il y a long-
« temps que cela aurait dû exister... »

Ainsi donc, malgré l'odeur du crésylol sodique qui
n'a pourtant rien de particulièrement désagréable, l'intéressé s'en est servi avec empressement. Ce détail vient
confirmer ce que
nous disons plus
loin de l'accueil
fait par le public
à l'application
des mesures de
désinfection et
force ainsi bien
souvent la main
à son médecin.

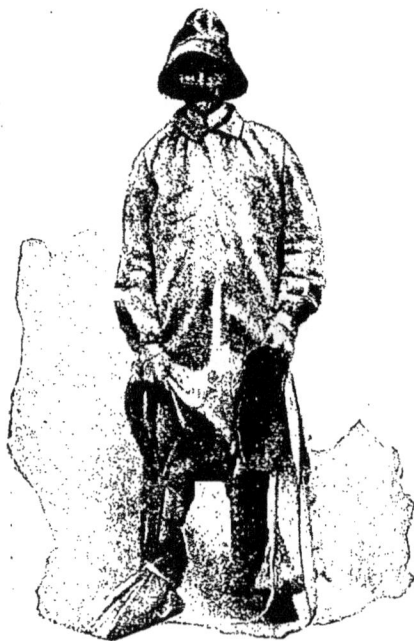

Comment la
famille du malade
sera-t-elle mise
en possession des
récipients et dé-
sinfectants ? Le
service départe-
mental a fait et
fera entreposer,
au fur et à mesure
des besoins, à la
mairie de chaque
commune, un
certain nombre
de lessiveuses (deux au moins), et à la mairie de certaines
communes judicieusement choisies (1), une provision

Agent de désinfection.

(1) Le choix de ces communes a été dicté par des considérations
topographiques. On a choisi de préférence, quelle que soit leur importance administrative, les communes situées au point de bifurcation
des routes ou aux carrefours.

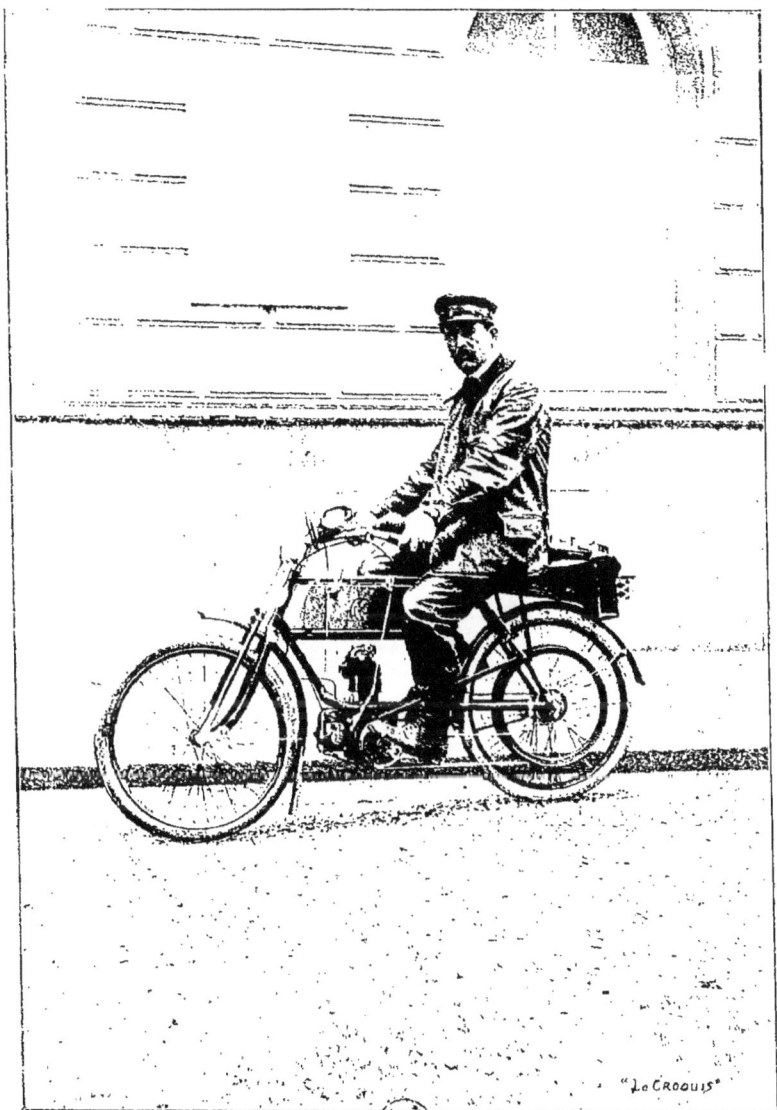

Équipement de l'Agent spécialisé pour la désinfection en cours de maladie

(On remarque à l'arrière la caissette à désinfectants et la sacoche aux imprimés)

de flacons de crésylol sodique ; nous allons indiquer, en traçant le rôle de l'agent de désinfection, comment lessiveuses et désinfectants passeront du dépôt chez le malade.

A l'arrière de la motocyclette de l'agent se trouve une caissette contenant 6 flacons de crésylol sodique, dont il s'approvisionne au poste sanitaire, chaque matin, avant son départ ; il porte en sautoir une petite sacoche de cuir renfermant les imprimés et feuilles d'opérations réglementaires. Suivant l'itinéraire indiqué sur la feuille quotidienne de service, qu'il a reçue la veille au soir du chef de poste, il arrive chez un malade. Que va-t-il faire ? Il se présente à la personne responsable des mesures de désinfection, dont le nom a été inscrit en tête de la feuille d'opérations par le chef de poste, et lui remet, si elle a réclamé le concours du service public — ce que mentionne également la feuille d'opérations :

1° Une note imprimée signalant l'utilité et l'obligation de la désinfection, et rappelant les pénalités encourues en cas de refus d'y procéder ;

2° L'instruction prophylactique s'appliquant au n° de la maladie porté en tête de la feuille d'opérations ;

3° Des flacons de crésylol sodique ;

4° Un bon pour aller retirer à la mairie une ou deux lessiveuses, si cette personne a déclaré ne posséder ni lessiveuse, ni récipient métallique pouvant en tenir lieu (1).

Se conformant aux conseils qui lui ont été donnés par l'Inspecteur départemental, l'agent commente l'instruction prophylactique qu'il remet ; il indique la manière de procéder pour désinfecter selles, crachats,

(1) De l'expérience acquise résulte que bien peu de personnes ne possèdent chez elles de récipient pouvant être utilisé pour la désinfection des linges. Depuis la réorganisation du service, une dizaine de demandes de lessiveuses ont été faites par les intéressés.

mucosités, linge de corps ou de literie, par un trempage
de 6 heures au moins dans la solution forte à 4 °/₀ de
crésylol sodique ; il ne craint pas d'être terre à terre
dans ses explications et d'entrer dans les détails les plus
minutieux ; il est, en un mot, un *moniteur de l'hygiène*, ne perdant jamais de vue ce principe : qu'en
cette matière, la propreté est la première règle à obser-
ver et qu'avec un morceau de savon et de l'eau propre on
pourrait se préserver de presque toutes les maladies
évitables.

Après avoir annoncé qu'il reviendra s'assurer si les
mesures de désinfection sont réellement exécutées, il se
rend chez un autre malade, en ayant soin, s'il est
nécessaire, de se réapprovisionner de désinfectants au
dépôt communal le plus proche.

Lorsque le chef de poste a mentionné sur la feuille
d'opérations de l'agent que la désinfection serait pratiquée sans la participation du service départemental,
l'agent remet à la personne responsable de l'exécution
des mesures de désinfection la note, dont il vient d'être
parlé, sur l'utilité et l'obligation de la désinfection ; il
fait signer à cette personne l'engagement prévu par
l'article 14 du décret du 10 juillet 1906 ; enfin il procède à des visites de contrôle, aux jours fixés par le
chef de poste, et mentionne ses visites et observations
sur sa feuille d'opérations.

Si, dans l'exercice de ses fonctions il rencontre une
résistance quelconque, il essaie, par la discussion cour-
toise, de lever les hésitations ou les craintes des familles ; nous pouvons dire, après plus d'une année d'expérience, qu'il arrivera toujours par la persuasion,
mieux que par la menace d'une contravention, à con-
vaincre les ignorants ou les récalcitrants. Si, cependant,
l se heurte à une hostilité irréductible, il en rend
compte au chef de poste. Alors l'inspecteur départe-

mental ou son délégué intervient pour assurer l'application de la loi : l'un ou l'autre par une démarche personnelle, tant auprès des intéressés que du médecin traitant, arrivera presque toujours à lever les hésitations ou les objections.

Tel est le rôle de notre agent de désinfection pendant la maladie : c'est un INSTRUCTEUR et un CONTRÔLEUR.

DÉSINFECTION EN FIN DE MALADIE

En cas de guérison, de décès ou de transport du malade hors de son domicile, le chef du poste sanitaire de Rouen, prévenu dès la réception de la feuille d'opérations de l'agent chargé d'intervenir en cours de maladie, fait immédiatement procéder à la désinfection des locaux qui étaient occupés par le malade et des objets qui, contaminés par lui, n'ont pu, en raison de leur nature ou de leur destination, être désinfectés pendant la maladie.

Par quels procédés et avec quel matériel est effectuée cette désinfection ? Dans sa séance du 21 janvier 1909, la Commission spéciale d'organisation fut appelée à donner son avis sur ce point. Elle entendit la lecture d'un rapport de l'Inspecteur départemental des services d'hygiène sur les appareils à désinfecter munis du certificat prévu par l'article 3 du décret du 7 mai 1903 ; ce fonctionnaire rangeait ces appareils dans une des trois classes suivantes :

1° Appareils utilisant la vapeur sous pression ;

2° Appareils utilisant l'action de l'aldéhyde formique, grâce à l'emploi de formol ou de liquides plus ou moins spécialisés, dont le formol est l'agent actif ;

3° Appareils utilisant l'aldéhyde formique produit par la vaporisation du trioxyméthylène.

Après discussion des propositions qui lui étaient soumises, la Commission accorda à l'unanimité la préférence aux appareils de cette dernière catégorie et parmi eux à l'étuve Gonin, approuvant ainsi l'opinion formulée par le rapporteur en ces termes :

« *Le trioxyméthylène est une substance chimique défi-* « *nie, inaltérable, renfermant son poids d'aldéhyde for-* « *mique. La vérification de la pureté chimique de ce* « *produit est facile à faire, peut être faite par n'importe* « *quel agent du service ; en effet, en brûlant à l'air libre,* « *le trioxyméthylène ne doit pas laisser de cendres, car* « *par combustion il se transforme complètement en oxyde* « *de carbone et en vapeur d'eau.*

« *Parmi les appareils utilisant le trioxyméthylène, celui* « *qui m'a paru s'adapter le plus facilement aux conditions* « *d'un service public est l'étuve Gonin utilisant les pro-* « *duits dénommés Fumigators, produits ayant fait leurs* « *preuves, et d'un usage actuellement très répandu.*

« *L'étuve Gonin est en effet d'un maniement très simple,* « *robuste comme construction et ne comportant aucun* « *mécanisme compliqué. Son prix est des plus abordables* « *(800 francs). Son fonctionnement est des plus simples* « *et a le grand avantage, une fois que l'atmosphère de* « *l'étuve est saturée de vapeurs d'aldéhyde formique, de* « *ne nécessiter que peu de surveillance pendant la période* « *de contact qui est de deux heures. Il en résulte que le* « *désinfecteur se trouve disponible pendant cette période* « *de temps, et peut procéder, pendant que la désinfection* « *en profondeur se fait dans l'étuve, à la désinfection en* « *surface du local infecté, d'où économie de temps, et* « *par conséquent d'argent* ».

Le choix de la Commission fut ratifié par l'administration préfectorale.

En principe, la désinfection finale, totale, en profondeur, se fera donc, dans le département de la Seine-Inférieure, à l'aide de l'étuve démontable Gonin et par l'action de l'aldéhyde formique produit par les cartouches dénommées Fumigators, à base de trioxyméthylène pur.

Mais, on sait que l'emploi de l'aldéhyde formique pour la désinfection des locaux nécessite une condition essentielle qui est l'herméticité absolue du local envisagé, obtenue par l'occlusion, à l'aide de papier gommé, de toutes les fissures, fentes, orifices de serrure, etc., pouvant donner issue au gaz désinfectant.

Si, dans les constructions urbaines, l'étanchéité des pièces peut être facilement obtenue, il n'en est pas de même dans la plupart des constructions rurales.

La présence dans presque toutes les maisons rurales des immenses cheminées de campagne, l'absence d'un double plafond, la fermeture incomplète des portes, la construction des murs en pisé, sont autant de conditions qui s'opposent à l'occlusion absolue de la pièce à désinfecter.

Dans les cas où la désinfection par les vapeurs d'aldéhyde formique est pratiquement impossible, la désinfection sera réalisée à l'aide de pulvérisations d'eau de chaux fraîchement préparée, suivant la formule du Conseil supérieur d'hygiène de France. Ce reblanchiement des plafonds et des murs, qui constitue un excellent procédé microbicide, aura de plus le grand avantage d'être admirablement accueilli et par les locataires et par les propriétaires. Dans les mêmes cas, la désinfection des placards, armoires, se fera par une pulvérisation et un lavage à la solution forte de crésylol sodique.

La désinfection du sol, lorsque le sol sera planchéié ou carrelé, sera obtenue par un lavage copieux avec de l'eau de Javel diluée, et par une large imbibition à l'eau de chaux, lorsque le sol de la pièce sera constitué par de la terre battue.

Pour transporter rapidement à pied d'œuvre le matériel nécessaire à ces diverses opérations, l'un des postes de désinfection, celui de Rouen, est actuellement pourvu de deux voitures sanitaires ; chacune d'elles constitue non seulement un moyen de transport, mais un véritable *poste de désinfection mobile.*

La description de cette voiture a été faite dans le numéro d'octobre 1909 de l' " Hygiène générale et appliquée " d'où nous extrayons ce qui suit :

La voiture sanitaire, *dont la reproduction photographique se trouve ci-jointe, répond à tous les besoins (fig. 1).*

Elle comporte, en effet :

Une étuve démontable Gonin ;

Deux pulvérisateurs, l'un pour le crésylol sodique, l'autre pour le lait de chaux ;

Des seaux pour divers usages ;

Une petite étuve pour la désinfection des vêtements des désinfecteurs ;

Un approvisionnement suffisant de crésylol sodique, de chaux éteinte, de fumigators (1), etc.

Toutes les pièces des vêtements spéciaux à l'usage des agents de désinfection ;

Des enveloppes pour le transport sans danger des matelas et autres objets de literie.

Cette voiture sanitaire, construite par la maison de Dion-Bouton, sur mes indications quant à la carrosserie spéciale qu'elle comporte, constitue un poste de désinfection complet et ambulant. Avec le matériel qu'elle porte, il est possible de faire rapidement, sans perte de temps, une désinfection efficace en surface comme en profondeur,

(1) L'approvisionnement normal de la voiture ne comporte pas d'eau de Javel. Ce produit, qui se trouve partout, sera acheté sur place par l'agent de désinfection.

d'un local quelconque et de son contenu, quel que soit le
milieu social des occupants et quelles que soient les condi-

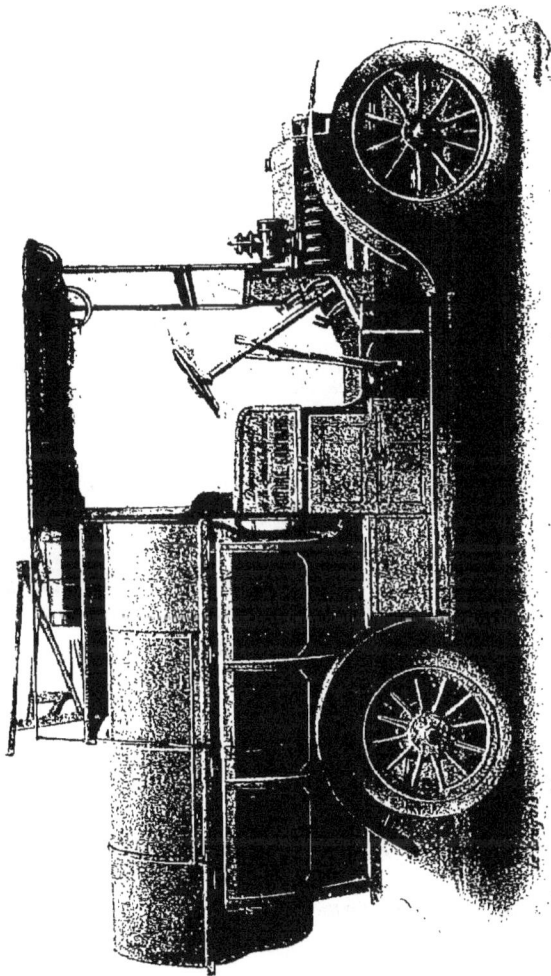

FIG. I. — La voiture sanitaire en « ordre de marche ».

lions d'aménagement que l'on puisse rencontrer dans la pratique.

Le poids total de cette voiture sanitaire, avec tous ses accessoires et ses approvisionnements, oscille autour de 1.500 kilogrammes. On voit par conséquent que son transport sera des plus faciles et des moins onéreux.

Son prix, y compris l'étuve et ses accessoires, est de 9.500 francs.

Elle est actionnée par un moteur monocylindrique de neuf chevaux et munie d'un essieu démultiplicateur. L'expérience personnelle acquise par l'usage pendant de nombreuses années des monocylindres de Dion-Bouton, usage poursuivi dans des conditions analogues à celles dans laquelle se trouvera la voiture sanitaire, m'a amené à faire choix de ce type de moteur. Les résultats obtenus depuis la mise en service de la voiture sanitaire dans le département de la Seine-Inférieure n'ont pas démenti mes prévisions. La vitesse moyenne obtenue oscille entre 25 et 30 kilomètres à l'heure suivant l'état du temps et des routes. Sa robustesse n'a rien laissé à désirer et a étonné bien des gens.

Elle comprend tout d'abord, supportée par une sorte de berceau, l'étuve Gonin, montée sur galets. Pour le fonctionnement, il est inutile de détacher complètement l'étuve de la voiture, il suffit de la faire rouler sur les rails jusqu'à l'extrémité du berceau et de supporter l'autre extrémité libre de l'étuve sur un chevalet (voir fig. 2). Dans le cas toutefois où il y aurait lieu de détacher l'étuve complètement de la voiture, deux autres chevalets ont été prévus, permettant par exemple d'introduire l'étuve dans une chambre.

A ce sujet, voici ce que je pense de ce mode de procéder.

D'une manière générale, l'introduction d'une étuve à désinfection dans la chambre contaminée ne permet de procéder à la désinfection de la chambre elle-même qu'après que l'étuve en aura été extraite. Il en résulte :

1° Une prolongation considérable de la durée des opé-

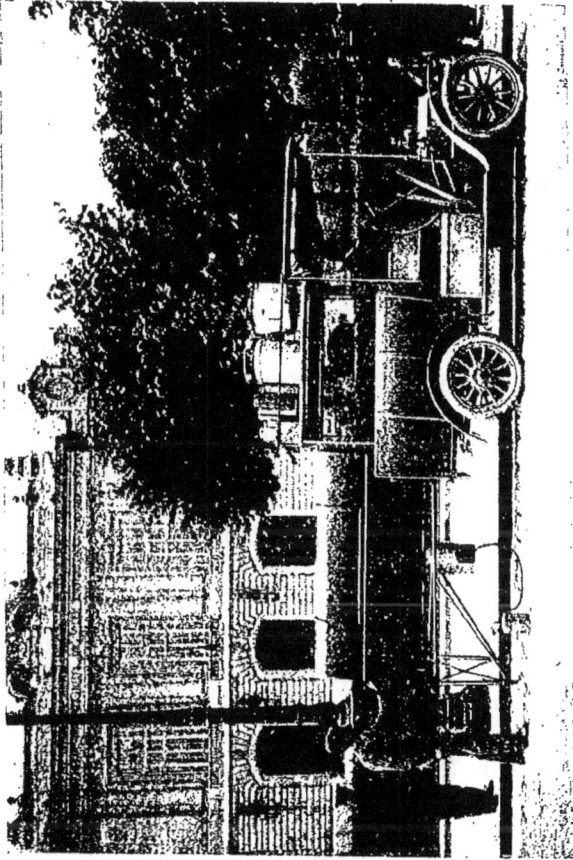

FIG. 11   La voiture sanitaire en « fonctionnement ».

rations ; ce qui dans un service public se traduit par une augmentation correspondante de dépenses ;

2° L'obligation, au moment de l'ouverture de l'étuve,

d'introduire les objets désinfectés dans un milieu infecté et par conséquent la possibilité de les réinfecter ;

3° L'infection de l'étuve elle-même et de ses accessoires nombreux ; quelque puéril que paraisse ce dernier point, je ne crois pas qu'il serait indifférent au lecteur qui sourit peut-être en me lisant, de voir introduire chez lui une étuve et ses accessoires, au sortir d'un local où vient de séjourner un diphtérique, un scarlatineux ou un tuberculeux.

En second lieu j'estime que, pour parler d'introduire et d'installer une étuve à désinfection dans une chambre de malade, il faut n'avoir jamais pénétré dans une maison d'ouvrier, de commerçant ou même de bourgeois. La place y manque. Lorsque dans une pièce de 2m60 sur 3 mètres, ou de 3 mètres sur 3 mètres, dimensions de la plupart des pièces habitées par le peuple, se trouvent un lit, une armoire, une chaise, une table de nuit et une table de toilette, je ne vois pas la possibilité d'y introduire encore une étuve dont les dimensions sont forcément égales ou supérieures à celles du lit. C'est encore là une de ces idées écloses, comme tant d'autres en matière d'hygiène, dans le cerveau de quelque hygiéniste en chambre.

On dit bien que les étuves démontables « en 36 morceaux » sont plus facilement transportables. Malgré tout je reste sceptique ; l'étuve en elle-même n'est jamais bien encombrante ; ce qui est encombrant, ce sont les accessoires, ce sont surtout les approvisionnements. Au surplus, et j'en appelle à l'opinion de tous ceux qui s'en sont servis, plus une étuve comporte de parties, plus son étanchéité devient difficile à réaliser, et il ne faut pas oublier que l'étanchéité est la condition essentielle et indispensable de l'efficacité d'action des vapeurs d'aldéhyde formique. C'est cette étanchéité que les montages et démontages multipliés et incessants ont bien vite fait de rendre illusoire. Alors... je laisse au lecteur le soin de conclure.

On a dit également que l'introduction des élèves dans la chambre même du malade rendait la désinfection discrète. Voici ce que je pense de ce côté de la question.

De l'expérience personnelle que j'ai acquise, et tous les médecins praticiens, et tous les praticiens de l'hygiène seront, je crois, de mon avis, résulte pour moi l'impression très nette qu'en fait de maladie contagieuse le secret professionnel pourrait être plus justement appelé le secret de polichinelle.

Voyez ce qui se passe lorsqu'un cas de maladie transmissible vient à se produire. Aussitôt que le diagnostic du médecin est posé, l'entourage immédiat du malade le connaît ; les indiscrétions volontaires ou non de cet entourage, ou des employés, propagent aussitôt ce diagnostic ; les fournisseurs le connaissent dès le lendemain ; tout le voisinage en est informé dès le surlendemain. Il est alors bien indifférent à l'opinion publique de savoir que la désinfection sur laquelle elle compte à tort ou à raison, se fera en catimini ; ce qui lui importe, pour ne pas s'émotionner, c'est de savoir que la désinfection se fera, c'est de savoir que la désinfection s'est faite. Et lorsque, dans une organisation comme celle du département de la Seine-Inférieure, la désinfection finale est le dernier acte de toute une série de mesures prophylactiques, peu importe à l'opinion de voir stationner, pendant trois ou quatre heures, une voiture sanitaire devant une maison ; loin d'en être impressionnée, car elle connaît depuis longtemps l'existence de ce cas de maladie contagieuse, elle en sera au contraire tranquillisée, car elle aura acquis la certitude que tout a été fait pour éviter la contagion.

Mais revenons à notre voiture sanitaire.

En glissant sur ses rails, l'élève met à découvert le double fond qui constitue la partie inférieure de la carrosserie. Ce double fond est aménagé spécialement pour le transport des accessoires qui ne sont utilisés qu'avec l'étuve. Tous les produits liquides sont renfermés dans des flacons carrés, dits de marine, de 500 grammes.

Au-dessus de l'étuve, et attenant au dais qui protège le conducteur contre les intempéries, se trouve une galerie sur laquelle sont arrimés les objets suivants :

Un pulvérisateur pour l'eau de chaux ;

Un pulvérisateur pour le crésylol sodique :

Plan d'arrimage de la Plateforme de l'Auto-Sanitaire

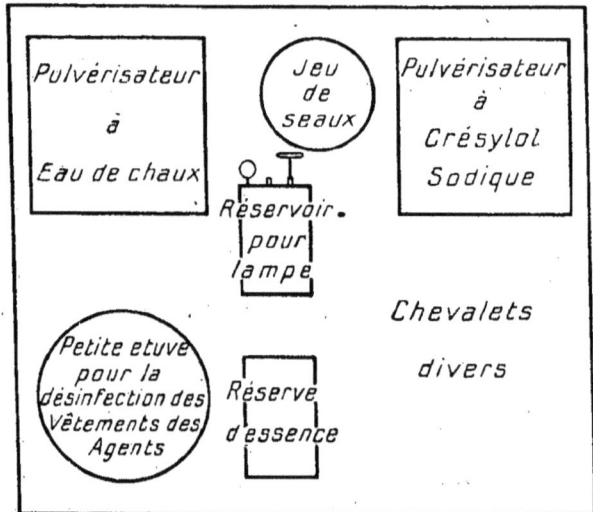

Pulvérisateur à Eau de chaux

Jeu de seaux

Pulvérisateur à Crésylol Sodique

Réservoir pour lampe

Petite etuve pour la désinfection des Vêtements des Agents

Réserve d'essence

Chevalets divers

Le Croquis

Fig. III.

Un jeu de seaux ;

Un réservoir de pétrole pour la lampe Primus ;

Une petite étuve pour la désinfection des vêtements de protection du désinfecteur ;

Les chevalets divers.

La figure 3 reproduit cette plate-forme avec ses accessoires, arrimés pour le transport.

De chaque côté de la voiture, sur le marchepied, se trouvent trois coffres, visibles sur les figures 1 et 2, et renfermant :

Deux coffres : Fumigators ;

Un coffre, enveloppes pour matelas ;

Deux coffres : Blouses, bottes spéciales, couvre chef ;

Un coffre : Objet de toilette de l'agent.

L'habillement des agents est constitué par une blouse en forte toile, une paire de bottes de forme spéciale, un couvre-chef le modèle adopté est la copie du suroît des marins, et a été adopté parce qu'il s'adapte à toutes les têtes, quelle qu'en soit la circonférence, ce qui simplifie l'approvisionnement).

Il est classique de prévoir dans l'habillement des agents de désinfection un

Fig. IV. — Habillement¹ du désinfecteur

pantalon et des chaussures spéciales. J'ai préféré faire établir par la maison Gonin le modèle de bottes qu'on verra sur la figure 4. Il est constitué par une semelle en cuir fort sur laquelle est cousu une sorte de sac haut de 80 centimètres. L'agent introduit dans ce sac son pied chaussé et sa jambe revêtue de son pantalon ordinaire.

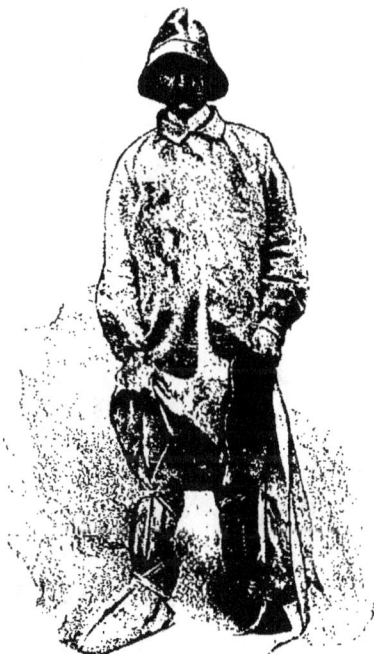

Un fort ruban fixé au talon se croise sur le coup de
pied et remonte en s'entrelaçant jusqu'au dessus du

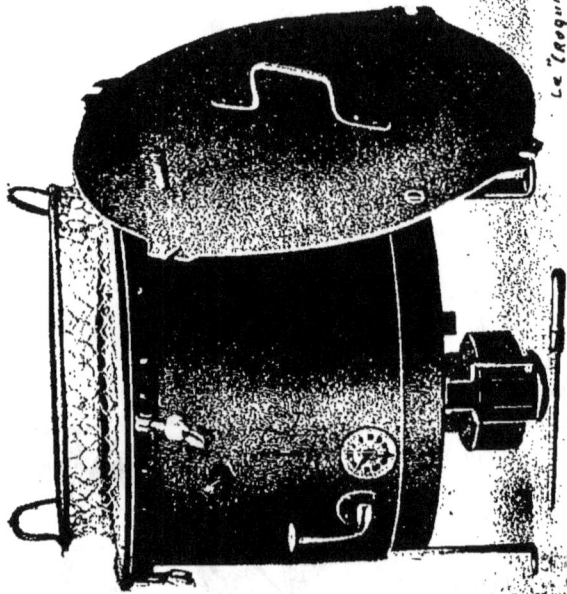

Fig. V. — Petite étuve à aldéhyde formique réservée à la désinfection des vêtements de protection de l'agent.

genou et produit l'adhérence de cette botte. La marche,
dans ces conditions, est des plus faciles. Ce dispositif
évite le changement de pantalon et de chaussures de l'agent.

On a pu remarquer sur la plate-forme de la voiture
une « petite étuve pour la désinfection des vêtements de

protection du désinfecteur ». Voici la description de cette étuve que j'ai fait construire par la maison Gonin (figures 5 et 6).

Un récipient métallique à fermeture hermétique par joint en caoutchouc et trois écrous à oreilles renferme un panier en toile métallique à larges mailles, destiné à contenir les effets à désinfecter. Un espace annulaire de

Petite Etuve

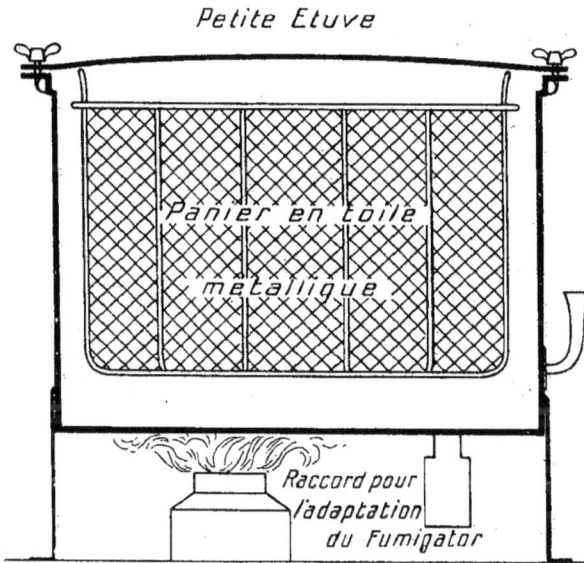

Fig VI.

plusieurs centimètres est ménagé entre la paroi intérieure et le panier, pour faciliter la circulation de l'air chaud saturé d'humidité. La saturation est obtenue par l'introduction d'une petite quantité d'eau au moment de l'emploi. Dix à quinze minutes sont suffisantes pour l'obtention d'une température de 60°. Un ajutage permet l'adaptation du fumigator spécial; cet ajutage peut être obturé, après combustion du fumigator, par un bouchon hermétique.

Il est classique également d'admettre que, lorsque les agents de désinfection ont terminé leur désinfection, ils introduisent comme dernier objet dans l'étuve les blouses et autres vêtements qui les ont protégés. Dans la pratique, les agents se trouvent placés dans l'une ou l'autre des deux alternatives suivantes : ou bien attendre, pour mettre en marche l'étuve à désinfection, que la désinfection de tous les locaux soit terminée, ou bien ne pas désinfecter leurs blouses. Dans le premier cas, il en résulte une perte de temps considérable ; dans le second, qui, je crois, est le plus fréquent, il peut en résulter de graves inconvénients pour la santé publique.

Voici comment nous avons tourné la difficulté : en arrivant à pied d'œuvre, l'agent revêt son costume spécial, procède au chargement de l'étuve, la met en marche, surveille le chauffage jusqu'au moment où la température propice est atteinte, puis enflamme les fumigators et règle convenablement l'appareil de chauffage pour maintenir la température réglementaire. A partir de ce moment, pendant un laps de temps de deux heures (période obligatoire d'action des vapeurs d'aldéhyde formique), l'agent devient disponible et peut procéder à la désinfection des locaux, soit par l'obtention de l'herméticité et l'allumage de fumigators, soit par la pulvérisation des murs et plafonds, suivant le cas. Deux heures sont en général largement suffisantes pour cela. Puis la désinfection des locaux terminée, l'agent fait une première toilette de ses mains et de sa figure, enlève ses vêtements de protection, les introduit dans la petite étuve en question, refait une deuxième toilette après laquelle il allume la lampe à alcool destinée à chauffer cette étuve. Pendant que cette étuve chauffe, il a le temps d'ouvrir la grande étuve et d'en retirer les objets désinfectés. Puis la température de la petite étuve s'étant suffisamment élevée pendant les dix ou quinze minutes qui viennent de s'écouler, il allume un petit fumigator spécial,

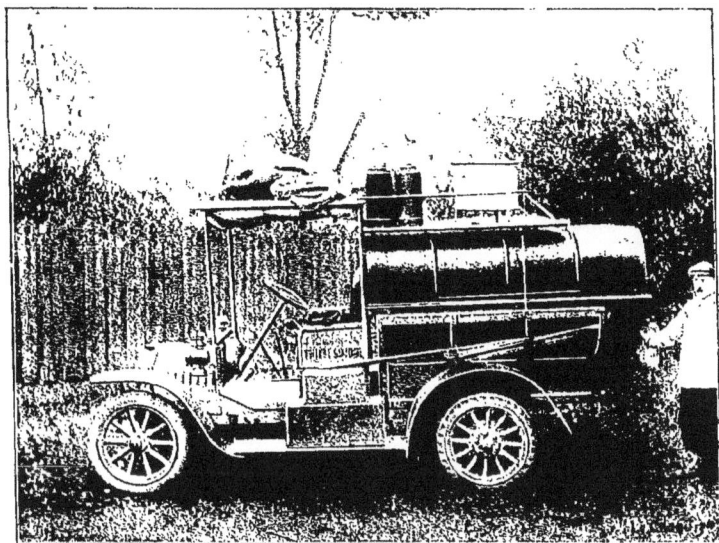

La Voiture sanitaire rendue à pied d'œuvre

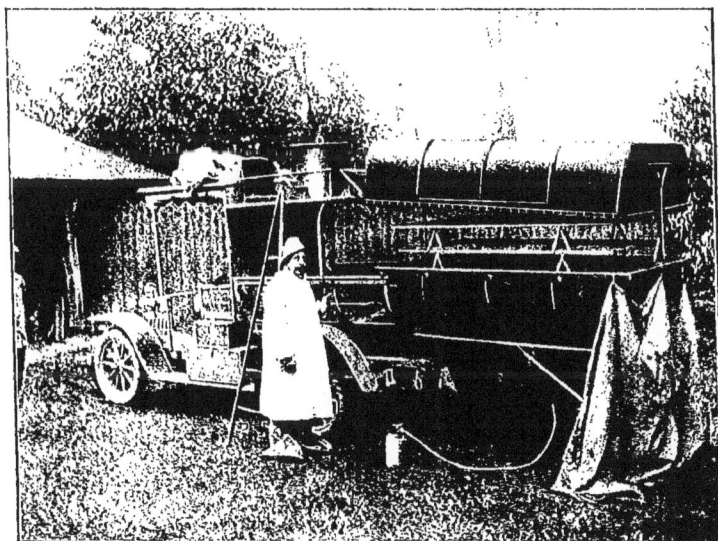

Mise en batterie de la Voiture sanitaire
(L'agent va procéder à son chargement)

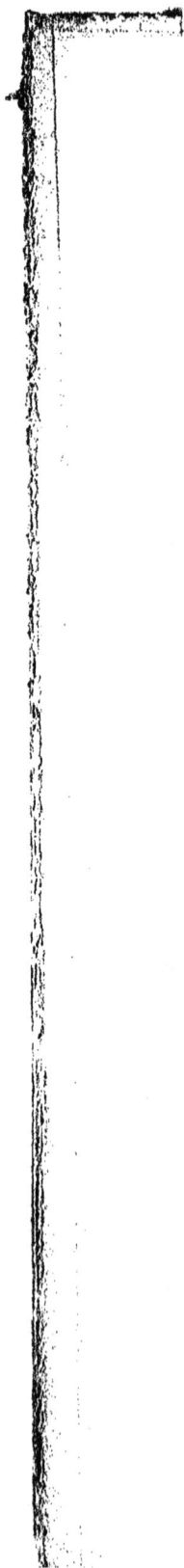

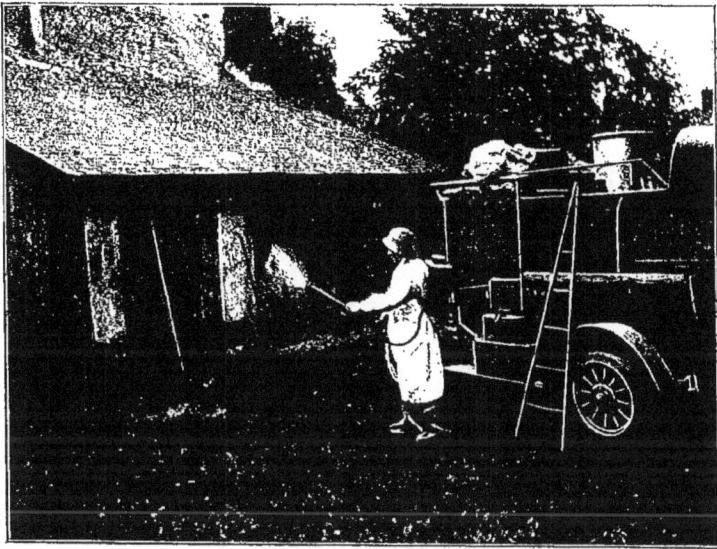

Désinfection par reblanchiement des murs et des plafonds d'un local
dont la désinfection par les vapeurs d'aldéhyde formique est impossible

(L'agent se dispose à opérer)

dont le contenu a été proportionné à la capacité de l'étuve. La combustion demande quelques minutes, qu'il met à profit pour réarrimer tous les objets qui lui ont servi, et il est prêt à partir pour une nouvelle désinfection, en revêtant des vêtements stérilisés de rechange, dont la voiture est munie en nombre suffisant. Les vapeurs d'aldéhyde formique resteront ainsi en vase clos en contact avec les vêtements contaminés, pendant un laps de temps qui ne sera jamais inférieur à quatre heures en moyenne, temps largement suffisant pour en assurer la désinfection.

La voiture sanitaire dont je viens de faire la description constitue donc bien un poste complet et mobile pour la désinfection finale. Avec les divers accessoires qu'elle porte il est possible de faire en n'importe quel milieu une désinfection efficace.

Un exemple pour synthétiser en quelque sorte son emploi :

Le 23 avril 1909 l'inspection départementale des services d'hygiène est informée par un télégramme de M. le sous-préfet de Dieppe de l'existence à T..., d'un cas de méningite cérébro-spinale. M'étant transporté immédiatement sur les lieux, suivi à une heure d'intervalle par la voiture sanitaire, j'assistai à l'évacuation sur l'hôpital de Dieppe du malade ; la voiture sanitaire qui me suivait procéda immédiatement aux désinfections nécessaires. Si bien qu'en l'espace de quelques heures, instructions à l'entourage, isolement du malade, désinfection des locaux et du mobilier purent être obtenus. Et le cas resta isolé.

Autre exemple, pris entre mille, des services que peut rendre cette voiture. Le 28 avril 1909 au matin, l'agent qui conduit cette voiture et procède aux désinfections, quittait Rouen ; dans la journée, il effectuait une désinfection à Vieux-Rouen, à Tourville-sur-Arques et à Offranville ; le soir il couchait à Sanvic où il procédait le

— 40 —

lendemain 29 à 2 désinfections ; à la fin de l'après-midi,

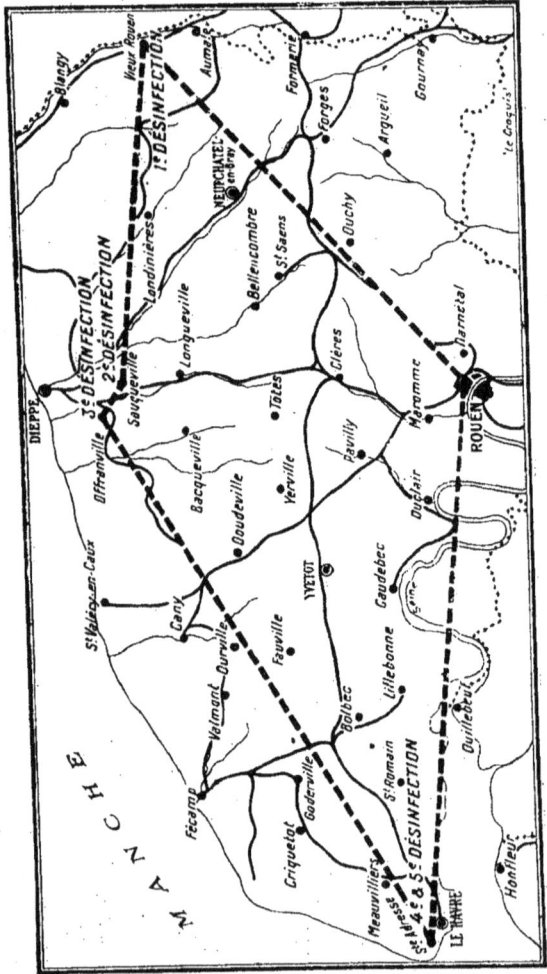

Fig. VII. — Plan du département de la Seine-Inférieure.

il était de retour à Rouen, après avoir parcouru plus de 256 kilomètres et assuré 5 désinfections complètes.

*De l'expérience acquise par près d'une année de fonc-
tionnement, résulte qu'une voiture sanitaire (1) analogue
à celle que nous venons de décrire, pilotée par un seul
agent qui, arrivé à pied d'œuvre, procède aux opérations,
peut assurer, bon an mal an, 500 désinfections au minimum.*

(1) Cette voiture sanitaire trouverait encore son utilisation dans le
service de santé militaire, non pas tant pour la prophylaxie des maladies transmissibles que pour la stérilisation sur place des objets de
pansement usagés ou de fortune.

Les exigences de l'antisepsie et de l'asepsie chirurgicales sont en
effet d'une exigence et d'une intransigeance telles qu'une des questions
les plus importantes et peut-être des plus angoissantes qu'aura à
résoudre en temps de guerre le service de santé aux armées, sera la
question du réapprovisionnement des diverses formations sanitaires,
en objets de pansement stériles.

L'adjonction à certaines de ces formations d'une voiture sanitaire
analogue à celle que je viens de décrire permettrait non seulement
d'utiliser de nouveau rapidement les objets de pansement ayant déjà
servi, mais encore d'utiliser sans danger pour les blessés les objets de
pansement de toute nature, improvisés ou réquisitionnés sur place,
et dont l'emploi ne peut être fait actuellement, étant donnée l'impos-
sibilité d'en assurer sur place et rapidement la stérilisation.

MÉCANISME DU SERVICE

Pour rendre plus compréhensible le fonctionnement du service de la désinfection, nous allons, partant de la déclaration initiale du médecin traitant, montrer comment elle met automatiquement en branle les rouages du service, et, avec quelle simplicité et quelle rapidité, les divers actes se succèdent pour aboutir à une désinfection complète et efficace.

Déclaration médicale

Aux termes de la réglementation en vigueur, la déclaration au Maire et au Sous-Préfet d'un cas de maladie transmissible se fait au moyen d'une carte-lettre que le médecin détache d'un carnet à souche.

En se reportant à sa reproduction, en annexe, on se rend compte que la carte-lettre de déclaration employée en Seine-Inférieure diffère du modèle officiel en usage. Elle comporte en effet deux sortes de renseignements : les uns obligatoires, les autres facultatifs.

Le médecin y mentionne en premier lieu :

la date de la déclaration,
le numéro de la maladie,
le nom du malade,
l'adresse du malade.

A cela se bornent les renseignements qu'il est légalement tenu de produire à l'autorité publique. Mais, s'il consent à apporter son concours à l'exécution du service de désinfection, concours auquel le Conseil général et l'Administration départementale attachent le plus grand prix et dont il est indemnisé, il ne s'en tiendra

pas à ces brèves indications obligatoires, il fera plus :
il fournira les renseignements facultatifs suivants.

D'abord il consignera sur la carte-lettre, le nom, la
qualité et l'adresse de la personne responsable de l'exécution des mesures de désinfection. Mieux que quicon-
que il est à même de déterminer cette personne responsable qui, aux termes de l'article 12 du décret du 10
juillet 1906, est dans l'ordre suivant :

Le principal occupant, chef de famille ou d'établissement, des locaux où se trouve le malade ;

Le conjoint ;

L'ascendant ;

Le plus proche parent ;

Toute personne résidant avec le malade ou lui donnant des soins.

C'est à cette personne responsable que l'agent doit
remettre, conformément à l'article 13 du décret précité,
« une note dont le modèle est arrêté par le Ministre de
« l'Intérieur, rappelant l'obligation de la désinfection
« et reproduisant les pénalités prévues par la loi et le
« tarif de désinfection » ; c'est à sa disposition qu'il doit
se mettre « pour l'exécution des mesures indispensables » : c'est par elle qu'il devra faire signer les engagements prévus par l'article 14 du décret dans le cas où
elle désirerait exécuter ou faire exécuter elle-même la
désinfection.

Si, en arrivant à pied d'œuvre, l'agent sait, grâce aux
renseignements consignés dans la déclaration médicale,
à qui s'adresser, sa mission s'en trouvera facilitée et il
ne perdra pas un temps, souvent précieux, à des pour-
parlers quelquefois oiseux.

La seconde question à laquelle le médecin a la faculté
de répondre est la suivante : la désinfection doit-elle
être pratiquée par le service public ? Il y a un intérêt
évident pour le chef de poste à être renseigné à cet

égard dès la réception de la déclaration : si la réponse est affirmative il est en effet indispensable que l'agent se rende immédiatement sur les lieux avec les désinfectants nécessaires et se tienne à la disposition de la famille auprès de laquelle il remplira sa mission de « moniteur » de la désinfection ; si la réponse est négative, le déplacement de l'agent est moins urgent puisqu'il ne s'agit plus que de faire signer l'engagement prévu par le décret du 10 juillet 1906 et de procéder ensuite à des visites de contrôle ; dans ce cas le déplacement de l'agent peut être retardé et ses visites espacées suivant les nécessités du service ou la facilité des tournées.

Enfin, et c'est sur ce point que nous appelons plus particulièrement l'attention, la carte-lettre porte la rubrique suivante : « Indications, s'il y a lieu, sur les « causes de la maladie et sur les mesures à prendre « autres que la désinfection ». — Sous cette rubrique le médecin traitant peut consigner, en quelques mots, le résultat de l'enquête étiologique que tout médecin digne de ce nom ne manque jamais de faire, lorsque, dans sa clientèle, un cas de maladie contagieuse vient à se produire. C'est ainsi que depuis la mise en vigueur du service, plusieurs praticiens ont signalé tantôt la contamination d'un puits, tantôt celle d'une citerne, ou encore les mauvaises conditions d'un pâté de maisons ou d'une voie privée. L'inspecteur départemental, aussitôt informé d'un fait de ce genre, se met directement en rapport avec le médecin, le tient au courant de l'enquête ordonnée et lui en communique les résultats.

Pour mieux faire ressortir l'importance et l'utilité des renseignements fournis à ce sujet, nous croyons devoir reproduire ici, bien qu'il constitue une digression, le fait suivant :

Le 9 juillet 1909, le médecin n° 196, déclare un cas de fièvre typhoïde survenu à T..., chez M. B..., et consigne dans sa déclaration cette observation : « Le mari « de Mᵐᵉ B... est convalescent de la même maladie ; il « y a 3 ans, 3 cas semblables se sont produits dans la « même maison, dûs à l'eau de citerne ».

Le 7 août 1909, à la suite d'une enquête discrète, qui fut faite par l'Inspecteur départemental auprès du médecin traitant et révéla l'existence d'une communication entre la citerne et les fosses d'aisances d'une maison voisine, le Préfet appelle sur cette situation l'attention du Sous-Préfet de D... ; il l'invite à en saisir le Maire, qui devra intervenir auprès du propriétaire et l'engager vivement, s'il veut s'éviter l'application de la procédure prévue par l'article 12 de la loi du 15 février 1902, à effectuer d'urgence les travaux nécessaires pour faire cesser l'état d'insalubrité de son immeuble qui est dangereux pour la santé des occupants.

Le 16 août 1909 : Lettre du Maire de T... au Sous-Préfet de D... : « En ce qui concerne la maison située « route de R... et occupée par les époux B... où trois « cas de fièvre typhoïde se sont produits depuis quel-« que temps, la propriétaire, Mᵐᵉ C..., m'a déclaré, « vendredi dernier, qu'elle allait immédiatement faire « vider la citerne contaminée et faire une robe en « ciment. J'espère que ces travaux mettront fin à l'état « d'insalubrité ».

Le 31 août 1909 : Note de l'Inspecteur départemental au Préfet : « Dans un mois environ, il y aura lieu de « se rendre compte, soit par l'entremise de M. le Maire « de T..., soit par l'envoi sur place de l'un des agents « du service, si les travaux ont été réellement exécutés « dans l'immeuble C... ».

Le même jour, le Préfet prie le Sous-Préfet de D... de le prévenir dès que les travaux auront été effectués.

Le 15 septembre 1909 : Transmission à la Préfecture par le Sous-Préfet de D... d'une lettre de M. le Maire de T... en date du 10 septembre 1909 : « J'ai l'honneur « de vous informer que Mme C..., propriétaire de la « maison occupée par les époux B..., chez lesquels trois « cas de fièvre typhoïde ont été constatés, fait exécuter « actuellement une robe complètement neuve en ciment « dans la citerne de cet immeuble. Les joints du pava- « ge qui entourent cette citerne seront ensuite cimen- « tés. Le ruisseau qui traverse la cour a été réparé » comme il convient. Ces travaux, qui me paraissent « offrir toute la garantie désirable, seront terminés défi- « nitivement jeudi prochain 16 courant ».

Le 20 septembre 1909 : Rapport de l'agent de désin- fection D..., du poste de D..., sur les réparations effec- tuées dans un logement insalubre à T... : « Le 20 sep- « tembre 1909, sur l'ordre de mon Chef de poste, je me « suis rendu à 2 heures du soir, au domicile des époux « B..., à T..., où j'ai constaté que la citerne de cette « habitation a été complètement vidée et est actuelle- « ment à sec, revêtue du haut en bas d'une robe neuve « en ciment, mesurant environ deux centimètres d'épais- « seur. Les joints du pavage entourant cette citerne sont « aux 3/4 cimentés, le maçon y travaillant au moment « de ma visite.

« Le ruisseau qui traverse la cour, lequel est à environ « 2 mètres de la citerne, a été repavé à nouveau avec « des grés et cimentés ensuite.

« De plus, un citerneau en ciment a été construit à « l'endroit où l'eau arrive des toits pour entrer dans les « tuyaux en tuile et arriver ensuite dans la citerne. Ces « tuyaux ont été démontés, nettoyés, lavés, et remis « en place ensuite.

« D'après les déclarations du maçon, il aura fini

« aujourd'hui, vers 5 heures 1/2 du soir, de faire les
« joints de l'entourage de cette citerne ».

Ainsi, grâce à cette simple déclaration médicale (restée
confidentielle), en quelques semaines et sans recourir à
la procédure longue de l'article 12, une cause d'insalubrité très grave a été supprimée, non seulement pour le
présent, mais encore pour l'avenir.

Enregistrement de la déclaration

La carte-lettre, qui est adressée en même temps au
Maire et au Sous-Préfet, est parvenue à la Sous-Préfecture ou à la Préfecture dans l'arrondissement chef-lieu :
que va-t-il se passer ? Elle est aussitôt remise à l'employé des bureaux investi des fonctions de chef de
poste. Ce dernier mentionne la déclaration sur le registre prescrit par l'article 3 de l'arrêté ministériel du 10
février 1903 ainsi conçu :

« Il est tenu dans chaque arrondissement par le Pré-
« fet ou par le Sous-Préfet, un registre spécial où sont
« inscrits, par ordre chronologique, les maladies, la date
« de déclaration, la désignation des endroits où ils se
« sont produits et le nom du déclarant.

« Ce registre est établi de telle sorte que chaque
« commune de l'arrondissement soit représentée par un
« ou plusieurs feuillets permettant de suivre le déve-
« loppement d'une épidémie et de se rendre compte à
« toute époque de l'état sanitaire d'une commune ou
« d'une ville.

« A la fin de chaque mois, le registre est récapitulé
« sur un état transmis au Ministère de l'Intérieur ».

Le Chef de poste inscrit en outre la déclaration sur
un « registre-journal » (voir annexes) où il indique en
même temps le nom et l'adresse du malade et ultérieu-

rement : la date de la première visite de l'agent du service, la date de la désinfection finale. D'un coup d'œil
sur ce registre qui lui est spécialement destiné, l'Inspecteur départemental, chargé du contrôle, se rend
compte si ses instructions sont régulièrement observées,
si, en un mot, la déclaration est suivie, dans un délai
normal, de la première visite de l'agent qui est la plus
importante et de la désinfection finale.

Fiche-Memento

Après cet enregistrement, le chef de poste dresse une
fiche du modèle ci-dessous :

Maladie n° *4*.

Commune de *Déville-les-Rouen*.

Rue *N...*

M. *Z...*

DATES

de la déclaration : *13 janvier 1910*.

de la réception : *15 janvier 1910*.

des visites : *16, 19 22, 25,
27, 29 janvier, 2. 7, 11,
18 février.*

de la fin de la maladie : *18 févr. 1910*.

de transm⁰ⁿ au poste central : *19 févr.*

de la désinfection finale : *23 févr. 1910*.

Sur cette fiche il mentionne, indépendamment du N°

de la maladie, du nom et de l'adresse du malade, les
dates de la déclaration, de sa réception, des visites de
l'agent du service, de la fin de la maladie et de la désinfection finale ; il la conserve par devers lui et s'y
reporte tant que dure la maladie ; il ne la classe que
lorsque le rapport de l'agent chargé de la désinfection
finale atteste la réalité de cette désinfection. Pour le
chef de poste, cette fiche sert de moyen de contrôle et
surtout de memento ; pour l'Inspecteur départemental,
elle constitue un relevé chronologique des opérations
qu'il utilisera à la clôture de l'exercice, pour l'établissement des statistiques et des comptes-rendus sur la
marche du service.

Feuille quotidienne de service

Se référant aux « fiches-memento », le chef de poste
dresse chaque soir la « feuille quotidienne de service »
de l'agent pour la journée du lendemain. Il y indique :
1° Les noms et adresses des malades dont les cas de
maladie ont été déclarés depuis 24 heures et chez
lesquels l'agent du service doit procéder à une première
visite ;
2° Les noms et adresses des malades en cours de
traitement et chez lesquels l'agent doit se rendre de
nouveau.
Ces derniers ne sont d'ailleurs portés sur la feuille de
service qu'à des intervalles variables, déterminés d'après
les instructions données par l'Inspecteur départemental,
les remarques faites, la nature de la maladie, la quantité d'antiseptiques déposés, le plus ou moins de bonne
volonté des intéressés, etc... En général, les visites
chez le même malade sont espacées de deux ou trois
jours.
L'agent doit se rendre chez tous les malades inscrits

4

sur sa feuille quotidienne et rapporter la preuve de sa visite en faisant émarger sur cette feuille la personne responsable de l'exécution des mesures de désinfection ou, à son défaut, une personne de l'entourage du malade.

Au retour de sa tournée, il se présente au chef de poste, lui rement sa feuille de service, lui rend compte, par écrit s'il y a lieu, des faits (1) de nature à intéresser l'Inspecteur départemental et retire sa feuille de service pour la journée du lendemain.

Feuilles d'opérations

Enfin, si la désinfection doit être pratiquée par le service public (2), le chef de poste remet à l'agent une « feuille d'opérations » pour chaque cas de maladie.

Cette feuille, conforme au type D reproduit en annexe, est conservée par l'agent pendant toute la maladie : il y porte les dates et heures de ses visites, y mentionne les formules d'instructions, objets et désinfectants qu'il a remis à la famille, y consigne brièvement ses constatations et observations et, sa mission terminée, la rend au chef de poste, après y avoir indiqué suivant le cas :

La date de la fin de la maladie,

La date du transport du malade hors de son domicile,

La date du décès,

(1) Mauvaise volonté des intéressés, obstacles de toute nature apportés à l'accomplissement de sa mission, etc., etc.

(2) Dans la plupart des cas la déclaration médicale indiquera si la désinfection doit être faite avec le concours du service public.

Si, par suite d'oubli ou de refus de collaborer au service, le médecin n'a pas fourni ce renseignement, le Chef de poste considèrera que la désinfection doit être opérée par le service public et fera intervenir immédiatement l'agent ; au retour de sa première visite, l'agent renseignera à ce sujet le Chef de poste qui lui remettra suivant le cas la « feuille d'opérations D » ou la « feuille de contrôle F ».

La date de l'inhumation.

A la réception de cette feuille d'opérations, dont ses collègues des autres arrondissements lui adressent sans retard copie, le chef de poste de Rouen (poste central) informe les intéressés, 24 heures au moins à l'avance, du jour et de l'heure auxquels il sera procédé à la désinfection finale ; il fait ensuite diriger sur le lieu infecté l'une des automobiles sanitaires, après avoir remis à l'agent chargé de la conduite de cette voiture et de la désinfection, une feuille d'opérations du modèle E.

Sur cette feuille l'agent consignera :

La date de la désinfection,

L'heure d'arrivée à pied d'œuvre,

L'heure à laquelle le thermomètre de l'étuve a atteint 60° (1),

L'heure à laquelle l'étuve a été ouverte,

Le nombre, les dimensions et la destination des locaux désinfectés,

Le procédé de désinfection employé et, le cas échéant, le nombre de fumigators employés,

Le nombre et la nature d'objets désinfectés,

Le nombre d'étuvées faites pour la désinfection de ces objets,

Si des objets ont été détruits,

Ses remarques,

L'heure de son départ.

Feuille de contrôle

La désinfection est-elle pratiquée au contraire par les intéressés ? Comme elle doit, dans ce cas, être contrôlée par le service public, le chef de poste remettra à

_____

(1) C'est à ce moment que l'agent allumera les fumigators placés sous l'étuve et que commencera à courir le délai de 2 heures nécessaire pour assurer la stérilisation des objets placés dans l'étuve.

l'agent une « feuille de contrôle » du modèle F, sur laquelle l'agent mentionnera :

La date des engagements prévus par les articles 14 et 17 du décret du 10 juillet 1906,

Les dates et heures de ses visites,

Ses constatations et observations.

Si les engagements pris n'ont pas été observés, il en avisera le chef de poste : la désinfection sera alors opérée par le service départemental.

Annexes aux feuilles d'opération et de contrôle

A la « feuille d'opérations D » le chef de poste doit annexer les imprimés ci-après, que l'agent remet à la famille du malade à sa première visite :

1º Note (note A reproduite en annexe) prescrite par l'article 13 du décret du 10 juillet 1906 rappelant l'obligation de la désinfection et reproduisant les pénalités prévues par la loi et le tarif de désinfection (1).

2º Instructions prophylactiques élaborées par le Conseil supérieur d'hygiène publique de France.

A la « feuille de contrôle F » il joint :

1" La note A et les instructions prophylactiques ci-dessus visées ;

2º Les formules d'engagement (modèle B et C) à faire signer par la personne responsable de l'exécution des mesures de désinfection.

---

(1) Le lecteur remarquera que le tarif prévoit, pour les établissements scolaires et charitables, deux taxes : 5 fr. par local et 1 fr. par lit y compris la literie.

La taxe avait d'abord été uniformément fixée, pour ces établissements, à la somme de 5 fr.

C'est à la suite de désinfections opérées dans une institution d'enseignement libre, où le service désinfecta, pour la somme de 5 fr., plusieurs dortoirs et près de 300 lits que cette modification fut introduite dans le tarif.

Compte rendu journalier

A la fin de la journée, le chef de poste transmet à l'Inspecteur départemental des services d'hygiène un compte rendu conforme au modèle reproduit en annexe sur lequel il indique, avec ses observations, les déclarations de maladies reçues dans la journée et les visites que l'agent doit faire le lendemain.

———

CONTROLE DU SERVICE

Le contrôle de l'exécution des services départementaux de désinfection est réglé par les articles 6 et 7 du
décret du 10 juillet 1906 ainsi conçus :

ART. 6

« Pour l'ensemble des communes relevant du service
« départemental, le service de désinfection est placé
« sous l'autorité du préfet et sous le contrôle d'un mem-
« bre du conseil départemental d'hygiène désigné par
« le préfet.

« S'il a été organisé dans le département un service
« de contrôle et d'inspection, conformément à l'article
« 19 de la loi du 15 février 1902, le contrôle prévu au
« paragraphe précédent est exercé par le chef de ce
« service ».

ART. 7

« Dans chaque circonscription, le service est dirigé
« par un délégué de la commission sanitaire agréé par
« le préfet.

« Il veille à l'exécution régulière et immédiate des
« mesures de désinfection dans les conditions techni-
« ques, prescrites par le Conseil supérieur d'hygiène.
« Il veille également à ce que les postes de désinfection
« soient constamment munis de matériel et des désin-
« fectants nécessaires, et à ce que les chefs de poste
« tiennent avec soin les registres de contrôle prévus à
« l'article suivant.

« Il présente tous les mois au moins à la commission
« sanitaire un rapport sur les résultats et les besoins du

« service de la circonscription ; ce rapport est transmis
« au préfet avec l'avis de la commission ».

Pour se conformer strictement aux dispositions de ce
dernier article, il eut été indispensable de désigner un
délégué dans chacune des circonscriptions sanitaires de
Rouen, Elbeuf, Pavilly, Dieppe, Eu, le Havre, Bolbec,
Fécamp, Neufchâtel, Blangy, Gournay, Yvetot, Saint-
Valéry-en-Caux, soit 13 délégués pour surveiller le travail de 7 agents de désinfection.

A s'en tenir au contraire à l'organisation du service
en Seine-Inférieure, il aurait été, semble-t-il, suffisant
de désigner un délégué par circonscription sanitaire de
désinfection, soit un par arrondissement ; mais, dans
ce cas, comment ce délégué aurait-il assuré sa mission
dans une circonscription aussi étendue ? Ou bien il ne
se serait déplacé que de temps en temps, il aurait procédé par coups de sonde et cette surveillance au petit
bonheur eut été bien peu efficace et n'eut constitué, à
vrai dire, qu'un simulacre de contrôle ; ou bien il se
serait déplacé toutes les fois que cela eut été nécessaire,
c'est-à-dire chaque jour ou presque chaque jour : le
contrôle, dans ce cas, eut été effectif, mais il aurait
absorbé une grande partie des crédits affectés aux dépenses du service de désinfection.

En présence de ces inconvénients, l'administration
départementale crut utile de surseoir à l'organisation du
contrôle sur les bases prévues par le decret du 10 juillet
1906. Est-ce à dire que les agents du service ne sont
pas contrôlés ? Ils le sont au contraire d'une façon effec-
tive et presque permanente.

Rappelons en effet que l'agent qui intervient pendant
la maladie doit remettre chaque soir au chef de poste
sa feuille quotidienne de service portant l'heure de
chaque visite et la signature de chacune des personnes
chez lesquelles il s'est rendu ; que ce même agent, à la

fin de la maladie, doit remettre également au chef de poste une feuille d'opérations ou de contrôle mentionnant les jours et heures de ses visites, ses opérations, constatations et observations.

Rappelons encore que l'agent chargé de la désinfection finale doit aussi remplir une feuille d'opérations qui contient, entre autres renseignements, les heures d'arrivée et de départ de l'agent et la signature de la personne chez laquelle il a opéré.

Par une simple enquête auprès des Maires, le Chef de poste peut s'assurer de l'exactitude des renseignements qui lui sont donnés par l'agent et des conditions dans lesquelles il s'est acquitté de sa mission (1).

Enfin, ainsi que nous l'avons dit précédemment, l'Inspecteur départemental chargé, aux termes de l'article 6 précité, du contrôle général de désinfection, peut, par un simple coup d'œil sur le registre-journal, se rendre compte si toute déclaration est suivie, dans un délai normal de son corollaire : la désinfection.

Ce registre-journal est tenu et mis à jour, pour l'ensemble du département, par le chef du poste central de Rouen. Il y doit mentionner notamment :

1° à la colonne 1, la date de la déclaration et celle de sa réception par le service : la juxtaposition de ses dates présente un certain intérêt car il n'est pas rare qu'il y ait quelque délai entre la rédaction de la déclaration et sa réception ;

2° à la colonne 32, la date de la première visite qui doit être faite sans retard, surtout si la désinfection incombe au service public ;

3° dans la colonne 33, la date de la désinfection totale finale ;

---

(1) A la suite d'une enquête de ce genre menée en quelques jours et dont les résultats n'ont pu être contestés par l'agent incriminé, cet agent a été relevé de ses fonctions.

4° dans la colonne 34, la date de la désinfection finale des locaux seulement.

Tout cas pour lequel il s'est écoulé un certain délai entre la réception de la déclaration et la première visite de l'agent appelle l'attention de l'Inspecteur qui provoque les explications du Chef de poste ; tout cas pour lequel il n'existe aucune date dans les colonnes 33 et 34 révèle que la désinfection finale a été oubliée ou négligée.

Outre ce contrôle « sur pièces », l'Inspecteur départemental s'assure « sur place » des conditions dans lesquelles les agents remplissent leur mission : le compte-rendu journalier qu'il reçoit chaque matin mentionne en effet les visites qui doivent être faites dans la journée par l'agent : ainsi renseigné, il lui est facile, au cours des déplacements que, dans l'exercice de ses fonctions, il fait fréquemment en automobile sur tous les points du département, de se rendre compte lui-même si ses instructions sont observées, si le service est exécuté régulièrement et à la satisfaction des intéressés.

C'est ainsi que le contrôle a été exercé, jusqu'à ce jour, sur les agents du service de désinfection avec profit et à bon compte (1).

---

(1) A raison d'une tournée hebdomadaire en automobile d'environ 125 kilomètres, les frais de contrôle n'atteignent pas 3.000 fr. par an.

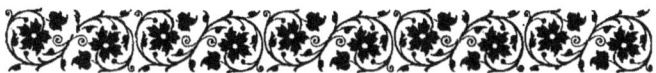

Après un an
de fonctionnement

Après un an de fonctionnement du service, il n'est pas sans intérêt d'indiquer quelles ont été les dépenses effectuées, les résultats obtenus et l'accueil fait par le public à l'exécution des mesures de désinfection.

Dépenses

A. — ORGANISATION

Aux termes de la circulaire ministérielle du 29 janvier 1907 sur l'organisation financière des services de la santé publique, les dépenses d'organisation des services départementaux de désinfection doivent comprendre essentiellement « l'acquisition pour cause d'installa-
« tion première, d'extension ou de renouvellement, des
« terrains, locaux, appareils ou gros matériel, ainsi que
« les frais de construction ou de réparation correspon-
« dant, applicables aux postes de désinfection ».

Ces dépenses se sont élevées à 27.922 fr. 61 c., se décomposant comme suit :

Aménagement de locaux..............	3.094f59
Acquisition de 2 voitures sanitaires (1) et de 5 motocyclettes avec leurs accessoires et pièces de rechange..............	22.125 »
Acquisition du gros outillage d'atelier du poste central (poste de Rouen)...........	1.356 02
Acquisition de lessiveuses (100 jeux de 2 lessiveuses rentrant l'une dans l'autre)..	1.350 »
	27.922f61

B. — FONCTIONNEMENT

Les dépenses de fonctionnement, qui ont été, en 1909, de 30.450 fr. 07, se répartissent ainsi :

Impôts...........................	60f »
Assurances.......................	453 50
Désinfectants....................	4.334 12
Verrerie.........................	1.227 40
Imprimés.........................	2.146 07
Fournitures et dépenses diverses.......	794 07
Accessoires et rechange pour l'étuve....	118 35
Mise en route, gréement, entretien et réparations de la voiture sanitaire et des motocyclettes, petit outillage...........	10.167 36
Destruction d'objets.................	22 50
Médecins : Indemnités..............	986 »
Chefs de poste ⟨ Indemnités..............	650 »
⟨ Remboursements d'avances.	111 55
A reporter.......	21.070 92

(1) L'une de ces voitures n'a été mise en service que fin janvier 1910.

Report	21.070	92	

	Traitements	4.486 »
	Frais de déplacement	3.014 15
Agents de désinfection	Prime d'entretien de matériel.	425 »
	Remboursement d'avances..	319 10
	Costumes de route	829 90
	Costumes de désinfection ...	205 »
Magasinier comptable : indemnité		100 »

30.450 07

Le chiffre de 10.167 fr. 36 qui figure sous la rubrique
« Mise en route, gréement, entretien et réparations de
« la voiture sanitaire et des motocyclettes, petit outil-
« lage », se décompose comme suit :

	Total général	Voiture sanitaire	5 motocy- clettes
Essence	1.998f25		
Huile	672 80		
Graisse	52 70		
Droits d'octroi	224 25		
Pièces de rechange.	1.576 90	507 05	1.089.85
Réparations	1.124 45	347 85	776 80
Pneus Enveloppes ..	2.296 »	1.854 »	442 »
Chambres à air	305 25	178 »	127 25
Accessoires ..	174 »	118 25	55 75
Petit outillage de voiture et d'ate- lier	614 60		
Gréement	594 75	292 75	302 »
Divers	513 11		

10.167f36

Aucun des agents du service n'étant un professionnel
de l'automobile, l'éducation du mécanicien a dû être
faite simultanément avec celle du désinfecteur.

Les dépenses de fonctionnement de la première année sont certainement, de ce chef, chargées d'une certaine somme qui représente le coût de leur apprentissage, somme qu'il est impossible d'évaluer, mais qui disparaîtra les années suivantes (1).

Résultats

Organisé dans les conditions que nous avons exposées, le service départemental compte :

1° A Rouen, Dieppe, le Havre, Neufchâtel et Yvetot, UN POSTE DE DÉSINFECTION PENDANT LA MALADIE comprenant :

comme personnel, un employé des bureaux de la Préfecture ou de la Sous-Préfecture remplissant les fonctions administratives du Chef de poste et un agent d'exécution ;

comme matériel, une motocyclette avec ses accessoires et une provision de désinfectants (crésylol sodique, sulfate de cuivre).

2° A Rouen, LE POSTE DE DÉSINFECTION EN FIN DE MALADIE comprenant :

comme personnel, deux agents chargés chacun de la désinfection finale et de la conduite d'une voiture sanitaire ;

comme matériel, deux voitures automobiles transportant chacune une étuve Gonin ainsi que les objets et désinfectants nécessaires pour opérer la désinfection en surface et en profondeur, une réserve de désinfectants, des lessiveuses.

(1) Ayant relevé les dépenses des 4 premiers mois de 1910, nous pouvons affirmer, sans crainte d'être démentis par les événements, que, malgré la mise en service depuis fin janvier 1910 d'une seconde voiture automobile, le crédit de 41.000 francs, ouvert au budget départemental, sera suffisant pour faire face aux frais de fonctionnement du service pendant toute l'année 1910.

Ces postes ont été installés successivement en sorte que le service a commencé à fonctionner :

à Rouen, le 1er mai 1909,
à Dieppe, le 20 juillet 1909,
à Yvetot, le 25 juillet 1909,
à Neufchâtel, le 5 août 1909,
au Havre, le 25 août 1909.

Du 1er mai 1909 au 31 décembre de la même année, les 5 agents spécialisés pour la désinfection en cours de maladie ont fait 2.547 visites, dont 2.160 auprès des familles qui ont assuré la désinfection avec leur concours, suivant leurs instructions et sous leur surveillance, et 387 chez des particuliers qui y ont procédé eux-mêmes, sous leur contrôle.

Ces visites sont détaillées par arrondissement et par maladie dans les deux tableaux ci-après :

DÉSINFECTIONS PENDANT LA MALADIE
ASSURÉES AVEC LE CONCOURS
DES AGENTS DU SERVICE DÉPARTEMENTAL

VISITES DES AGENTS

MALADIES ET Nᵒˢ CORRESPONDANTS		Dieppe	Havre	Neufchâtel	Rouen	Yvetot	Total
Fièvre typhoïde	1	133	214	46	320	177	890
Typhus exanthématique	2	»	»	»	»	»	
Variole et varioloïde	3	»	12	»	11	15	38
Scarlatine	4	135	165	46	173	222	741
Rougeole	5	2	»	»	»	»	2
Diphtérie	6	141	55	22	62	28	308
Suette miliaire	7	»	»	»	»	»	
Choléra et maladies cholériformes	8	1	1	»	2	»	4
Peste	9	»	»	»	»	»	
Fièvre jaune	10	»	»	»	»	»	
Dysenterie	11	»	»	»	»	»	
Infection puerpérale et ophtalmie des nouveau-nés	12	»	3	»	»	»	3
Méningite cérébro-spinale épidémique	13	»	»	12	21	»	33
Tuberculose	14	9	38	9	44	1	101
Coqueluche	15	»	»	»	12	»	12
Grippe	16	»	»	»	»	»	
Pneumonie et bronchopneumonie	17	»	»	»	5	»	5
Erysipèle	18	»	»	»	»	»	
Oreillons	19	»	»	»	3	»	3
Lèpre	20	»	»	»	»	»	
Teigne	21	»	»	»	19	»	19
Conjonctivite purulᵗᵉ et ophtalmie granuleuse	22	»	»	»	1	»	1
TOTAUX		421	488	135	673	443	2160

TOTAL GÉNÉRAL : 2160.

DÉSINFECTIONS PENDANT LA MALADIE

EFFECTUÉES PAR LES PARTICULIERS

SOUS LE CONTROLE DES AGENTS DU SERVICE DÉPARTEMENTAL

VISITES DES AGENTS

MALADIES ET N^es CORRESPONDANTS		Dieppe	Havre	Neufchâtel	Rouen	Yvetot	Total
Fièvre typhoïde	1	»	53	45	96	1	195
Typhus exanthématique	2	»	»	»	»	»	
Variole et varioloïde	3	»	3	»	»	»	3
Scarlatine	4	1	50	17	47	»	115
Rougeole	5	»	6	»	»	»	6
Diphtérie	6	1	15	27	16	»	59
Suette miliaire	7	»	»	»	»	»	
Choléra et maladies cholériformes	8	»	»	»	».	»	
Peste	9	»	»	»	»	»	
Fièvre jaune	10	»	»	»	»	»	
Dysenterie	11	»	»	»	»	»	
Infection puerpérale et ophtalmie des nouveau-nés	12	»	»	»	»	»	
Méningite cérébro-spinale épidémique	13	»	6	»	»	»	6
Tuberculose	14	»	»	3	»	»	3
Coqueluche	15	»	»	»	»	»	
Grippe	16	»	»	»	»	»	
Pneumonie et broncho-pneumonie	17	»	»	»	»	»	
Erysipèle	18	»	»	»	»	»	
Oreillons	19	»	»	»	»	»	
Lèpre	20	»	»	»	»	»	
Teigne	21	»	»	»	»	»	
Conjonctivite purul^te et ophtalmie granuleuse	22	»	»	»	»	»	
TOTAUX		2	133	92	159	1	387

TOTAL GÉNÉRAL : 387.

Durant la même époque (1er mai au 31 décembre 1909), l'agent chargé de la désinfection en fin de maladie a opéré, tant sur les locaux que sur la literie, 277 désinfections qui sont relatées dans le tableau ci-dessous :

MALADIES ET Nᵒˢ CORRESPONDANTS		Dieppe	Havre	Neufchâtel	Rouen	Yvetot	Total
Fièvre typhoïde	1	5	2	7	49	7	70
Typhus exanthématique	2	»	»	»	»	»	
Variole et varioloïde	3	»	»	»	3	1	4
Scarlatine	4	6	5	3	31	9	54
Rougeole	5	2	»	»	2	»	4
Diphtérie	6	8	5	5	33	4	55
Suette miliaire	7	»	»	»	»	»	
Choléra et maladies cholériformes	8	1	»	»	1	»	2
Peste	9	»	»	»	»	»	
Fièvre jaune	10	»	»	»	»	»	
Dysenterie	11	»	»	»	1	»	1
Infection puerpérale et ophtalmie des nouveau-nés	12	»	1	»	1	»	2
Méningite cérébro-spinale épidémique	13	»	3	3	3	1	10
Tuberculose	14	2	4	9	38	1	54
Coqueluche	15	»	»	»	1	»	1
Grippe	16	»	»	»	2	»	2
Pneumonie et broncho-pneumonie	17	»	»	»	3	»	3
Erysipèle	18	»	»	»	6	»	6
Oreillons	19	»	»	»	7	»	7
Lèpre	20	»	»	»	»	»	
Teigne	21	»	»	»	1	»	1
Conjonctivite purulᵗᵉ et ophtalmie granuleuse	22	»	»	»	1	»	1
TOTAUX		24	20	27	183	23	277

TOTAL GÉNÉRAL : 277.

Enfin les agents du service ont contrôlé les 48 désinfections ci-après indiquées qui avaient été effectuées
par les intéressés eux-mêmes :

MALADIES ET Nᵒˢ CORRESPONDANTS		Dieppe	Havre	Neufchâtel	Rouen	Yvetot	Total
Fièvre typhoïde........	1	»	7	2	6	1	16
Typhus exanthématique	2	»	»	»	»	»	
Variole et varioloïde....	3	»	2	»	»	»	2
Scarlatine	4	1	5	1	4	»	11
Rougeole............	5	»	1	»	»	»	1
Diphtérie...........	6	1	4	4	6	»	15
Suette miliaire........	7	»	»	»	»	·	
Choléra et maladies cho- lériformes....	8	»	»	»	»	»	
Peste	9	»	»	»	»	»	
Fièvre jaune	10	»	»	»	»	»	
Dysenterie...........	11	»	»	»	»	»	
Infection puerpérale et ophtalmie des nou- veau-nés	12	»	»	»	»	»	
Méningite cérébro-spi- nale épidémique.....	13	»	3	»	»	»	3
Tuberculose	14	»	»	»	»	»	
Coqueluche	15	»	»	»	»	»	
Grippe.............	16	»	»	»	»	»	
Pneumonie et broncho- pneumonie	17	»	»	»	»	»	
Erysipèle............	18	»	»	»	»	»	
Oreillons............	19	»	»	»	»	»	
Lèpre..............	20	»	»	»	»	»	
Teigne........... ...	21	»	»	»	»	»	
Conjonctivite purulᵗᵉ et ophtalmie granuleuse.	22	»	»	»	»	»	
TOTAUX...........		2	22	7	16	1	48

TOTAL GÉNÉRAL : 48.

Accueil du Public

Contre l'organisation des services départementaux de désinfection on n'a pas manqué d'invoquer l'hostilité des familles à l'exécution des mesures prophylactiques ; on a même abusé de ce prétexte jusqu'à prétendre que la désinfection serait impossible à la campagne, le peuple n'en voulant pas.

Rien n'était moins justifié.

Au cours des déplacements qu'il a dû faire sur divers points du département, à l'occasion de cas de méningite cérébro-spinale, l'Inspecteur départemental a été admirablement accueilli par les familles ; partout où il a prescrit des mesures de désinfection ou recommandé des pratiques d'hygiène, il a constaté que ses instructions ou ses conseils étaient suivis avec empressement, que les intéressés faisaient même bien souvent plus qu'on ne leur demandait. Enfin il a remarqué que l'intervention rapide des agents du service calmait au plus haut point les émois de l'opinion publique ; il suffisait que, dans un village où venait de se produire un cas de méningite cérébro-spinale, l'agent de désinfection parut pour voir aussitôt toute inquiétude disparaître et la population se ressaisir.

L'administration départementale qui savait à quels besoins urgents répondait l'organisation du service de désinfection était tout à fait rassurée sur l'accueil qui serait réservé à ses agents ; elle était convaincue que cet accueil serait bienveillant, étant presque chaque jour saisie de lettres de ce genre :

Une femme d'ouvrier écrit :

« Je m'adresse directement à vous après plusieurs « réclamations à la Mairie, car j'ai perdu une enfant de

« sept ans de la tuberculose aiguë le 18 janvier 1909.
« Le docteur avait porté « à désinfecter » sur l'acte de
« décès. J'ai un enfant de quatre ans qui est malade et
« mon mari qui est au lit blessé. J'ai toujours attendu
« depuis bientôt deux mois, et rien !
« Je compte sur vous, Monsieur le Préfet, et recevez
« mes salutations. »

Un propriétaire écrit :
« Monsieur le Chef du Bureau d'hygiène,
« Un enfant de neuf ans, atteint de coxalgie suppurée
« et de tuberculose, a contaminé une maison d'ouvriers
« m'appartenant, située près de l'école de X... ; il n'y
« a qu'une chambre pour la famille.
« Je vous prie donc, Monsieur, de bien vouloir pro-
« céder à la désinfection aussitôt que possible, cela est
« très urgent. »

Un voisin écrit :
« Je vous prie de bien vouloir faire désinfecter une
« maison sise à Y..., où est décédé M. Z..., atteint de la
« tuberculose ; cela est d'autant plus dangereux pour la
« santé publique que cette maison est à usage d'épice-
« rie, café, auberge.
« C'est vous dire, Monsieur, qu'il y a urgence de le
« faire le plus tôt possible. »

Un instituteur écrit :
« Monsieur le Sous-Préfet,
« J'ai l'honneur de vous prier de bien vouloir me faire
« savoir s'il ne vous serait pas possible de m'accorder
« gratuitement l'envoi de l'étuve de l'arrondissement
« pour mon logement de l'école de garçons, dont la
« direction m'a été confiée le 1er juin dernier. Il contient
« trois chambres. Dans la première, M. X..., mon pré-
« décesseur, est mort d'un cancer à l'estomac. Dans la

5.

« deuxième, une jeune adjointe est décédée de la phtisie,
« il y a deux ans. La troisième a été habitée dans le
« courant de l'année par un suppléant atteint de tuber-
« culose si avancée qu'il s'est éteint à Rouen il y a plu-
« sieurs mois.

« Nous avons un petit garçon qui a de grandes pré-
« dispositions à la tuberculose, et nous serions heureux
« si vous pouviez éviter sa perte par une désinfection
« que nous n'avons pu réclamer dès notre arrivée, dans
« l'ignorance où nous étions de tous ces faits. Je m'offre
« à fournir le combustible et de l'eau pour l'étuve.

« Veuillez agréer, Monsieur le Sous-Préfet... »

Enfin, voici un appel touchant adressé par un instituteur à l'Inspecteur d'académie :

« Je, soussigné, X..., instituteur public à....., ai la
« douleur de vous informer que l'un de mes enfants,
« âgé de trois ans et demi, est décédé lundi soir des
« suites de diphtérie. C'est M. Y..., docteur en méde-
« cine, des épidémies, qui le soignait, et, comme les
« jours de la semaine dernière il faisait un froid rigou-
« reux, mes enfants ont joué dans l'école. Le petit
« enfant a pu dès lors contaminer le local scolaire, ce
« que craint fortement M. Y... En conséquence, les
« classes vaquent pour l'instant, et il est indispensable
« de désinfecter la classe avant la rentrée des élèves.

« Père de deux autres enfants, âgés l'un de six ans et
« le second de huit mois, il y a aussi urgence, pour pré-
« venir de nouveaux malheurs, de désinfecter les locaux
« de la maison avant la réintégration des membres de
« la famille.

« Fils et frère d'instituteur, je prie instamment Mon-
« sieur l'Inspecteur d'Académie, en qui j'ai toute con-
« fiance, de vouloir bien faire le nécessaire pour faire
« envoyer, dans le plus bref délai possible, l'étuve à
« désinfection départementale.

« Les dépenses occasionnées par le malheur qui me
« frappe dans ce que j'ai de plus cher, et les suites
« encore possibles qui peuvent en découler, me causent
« une grande inquiétude pour les enfants qui me restent,
« et que je voudrais bien préserver du mal terrible, me
« font espérer, Monsieur l'Inspecteur d'Académie, que
« ma demande sera favorablement accueillie par vous. »

A l'appui de ce que nous venons de dire sur l'accueil
du public à l'exécution des mesures de désinfection,
citons encore, entre autres réclamations, les deux
plaintes ci-après :

« S..., le 16 Décembre 1909.

« Monsieur le Préfet,

« M. le Docteur M..., qui a soigné ma fille S..., décé-
« dée le 3 de ce mois, a adressé à la préfecture une
« demande pour faire désinfecter l'appartement, la lite-
« rie et le linge ayant servi à la malade.

« Le 8 de ce mois-ci, un employé s'est présenté à
« mon domicile pour remettre une bouteille de phénol
« destinée pour le linge, qui du reste depuis le décès
« avait été transporté chez la laveuse, ne pouvant le
« garder davantage, n'occupant au premier étage
« qu'une seule pièce.

« Pourquoi, ce même jour, la literie et l'appartement
« n'ont-ils pas été désinfectés ? plutôt que d'attendre
« douze jours après pour le faire ?

« L'employé s'est à nouveau présenté ce matin, avant
« même que je n'aie encore reçu l'avis de la Préfec-
« ture ; est-ce encore régulier ; j'en doute ; dans tous
« les cas, il n'a pu être rien fait aujourd'hui, car depuis
« le 14 de ce mois, je suis resté malade, d'une bron-
« chite et d'une laryngite.

« Si conformément aux instructions contenues dans
« la note A sur le service de désinfection on avait été

« plus diligent à faire le nécessaire, peut-être ni moi,
« ni mon garçon ne serions malades. Pour ce retard, je
« fais toutes réserves, me reposant sur les instructions
« données.

« Je constate qu'il est inutile d'imprimer sur ces
« feuilles certaines recommandations, et que lorsque l'on
« signale un fait, on ferme les yeux dessus.

« Je serai très reconnaissant à M. le Préfet, de vouloir
« bien m'indiquer la cause du retard apporté dans cette
« affaire. Aussitôt fixé, je porterai une réclamation à
« qui de droit.

« Recevez...... »

Cette plainte, transmise à M. l'Inspecteur départemental, contrôleur du service, donna lieu à l'établissement du rapport suivant :

« En réponse à la plainte qui vous a été adressée le
« 16 décembre par M. G..., j'ai l'honneur de vous expo-
« ser les faits suivants :

« M. le Docteur M..., de S..., a adressé à votre admi-
« nistration une déclaration de maladie épidémique
« n° 17 (pneumonie) le 3 décembre — cette déclaration,
« mise à la poste le 4, n'est parvenue au chef de poste
« que le 6 (lundi). — Cette déclaration était absolument
« imprécise et vague.

« Le lendemain 7 décembre, l'agent Z... se rendit sur
« place, constata dans son rapport que la malade était
« morte le 3 et avait été inhumée le 4.

« La voiture sanitaire ne fut disponible que le 17.

« Je remarque que :

« 1° La déclaration du médecin traitant faite après le
« décès est irrégulière, l'article 1 du décret du 10 février
« 1903 étant ainsi conçu : § 2 « Les praticiens sont
« tenus de faire simultanément leur déclaration... *dès
« qu'ils ont constaté l'existence de la maladie* ».

« 2° La maladie dont il s'agit (pneumonie) est com-
« prise sur la deuxième partie de la liste des maladies
« transmissibles qui comprend celles dont la déclara-
« tion à l'autorité publique est facultative pour le mé-
« decin ;

« 3° Au point de vue scientifique, les mesures de
« désinfection dans la pneumonie ne peuvent être de
« quelque utilité que pratiquées pendant la maladie,
« l'agent de cette maladie, le pneumocoque, n'étant mis
« en liberté que par les crachats et la salive. De plus,
« étant donnée la fragilité extrême et le peu de résis-
« tance du pneumocoque en dehors de l'organisme,
« l'urgence et même l'utilité de la désinfection finale
« de la literie et de l'appartement ne s'imposait nulle-
« ment comme une mesure d'urgence et ne pouvait
« être considérée que comme un moyen général d'assai-
« nissement de cette literie et de cet appartement.

« 4° L'organisation du service départemental de désin-
« fection étant encore inachevée, le service se voit dans
« l'obligation de faire une sorte de tri dans les désin-
« fections finales à faire et de régler l'ordre de ces
« désinfections, uniquement d'après leur *utilité vraie*.

« 18 Décembre 1909.

« D^r OTT ».

Le 4 mars 1910, presque simultanément, parvenaient
à la préfecture les deux lettres suivantes : la première
provenait d'un voisin et était parvenue à l'Inspecteur
départemental, la seconde était de l'intéressé lui-même
et était adressée au Préfet.

« Monsieur l'Inspecteur départemental d'hygiène,

« Un cas très grave de fièvre typhoïde suivi de mort
« vient de se produire chez M. E.... Craignant que la
« désinfection ne soit pas faite, comme cela a déjà eu

« lieu plusieurs fois dans cette même maison pour le
« même cas (4e fièvre typhoïde en 5 ans), je vous prie,
« Monsieur, de vouloir bien donner des ordres pour que
« ce soit fait dans le plus bref délai possible afin d'évi-
« ter toute contagion.

« Le Docteur qui a soigné la malade est M. X. X...,
« qui fut assisté plusieurs fois de M. V... »

« Monsieur le Préfet,

« Je vous serais fort obligé de hâter l'envoi de l'étuve
« nécessaire à la désinfection de la literie. Voici en
« effet huit jours que le décès est survenu chez moi
« (suite de fièvre typhoïde grave), et depuis ce temps
« j'attends toujours l'étuve.

« J'ai fait procéder aussi bien que possible à une
« désinfection des locaux occupés, par la combustion
« de fumigators à l'aldéhyde formique, mais je voudrais
« bien que la literie passe elle-même à la désinfection.

« Je compte donc sur la venue prompte des appareils
« nécessaires.

« Veuillez agréer, etc. »

Vérification faite, ce cas n'avait pas fait l'objet d'une
déclaration médicale. La lettre suivante fut, en conséquence, adressée par l'Inspecteur départemental au
médecin oublieux de ses obligations.

« Mon cher Confrère,

« Les Bureaux me donnent connaissance d'une plainte
« relative à un malade mort de fièvre typhoïde chez
« M. Z... et pour lequel vous avez omis de faire les
« déclarations prescrites. Voulez-vous avoir l'amabilité,
« si votre malade était réellement atteint de fièvre
« typhoïde, de réparer cet oubli, en envoyant les deux
« déclarations prescrites par la loi et que vous avez

« omises de faire au moment où votre diagnostic a été
« établi.

« Veuillez agréer, mon cher confrère... »

Le médecin ainsi rappelé à l'observation des prescriptions légales en transmettant immédiatement les déclarations y ajouta ses remerciements et depuis ce moment fait régulièrement ses déclarations.

Ajoutons enfin, pour témoigner de la faveur dont les agents du Service départemental jouissent auprès du public, que, depuis la mise en vigueur de ce service, aucun d'eux ne s'est trouvé dans l'obligation de dresser de procès-verbal pour refus de se conformer aux dispositions du décret du 10 juillet 1906.

Pour répondre à cet empressement du public, pour donner satisfaction aux réclamations qu'il formule, à bon droit, contre le retard apporté trop souvent encore à l'exécution des mesures de désinfection, il est nécessaire et urgent d'achever l'organisation du service. Que reste-t-il à faire ? Doter, d'une part, le poste de Rouen d'une troisième voiture automobile pour remédier à la mise hors de service momentanée d'une des voitures sanitaires et pour faire face au nombre de plus en plus grand des désinfections, le public ayant presque exclusivement recours au service départemental ; adjoindre, d'autre part, au même poste, pour la désinfection pendant la maladie, un second agent spécialement chargé de remplacer, en cas d'indisponibilité, ou de seconder, en cas d'épidémie, l'un de ses collègues.

Le jour où le service départemental aura ainsi été complété, *la désinfection à la campagne* sera assurée, pendant la maladie, par six agents montés à motocyclette, et, à la fin de la maladie, par trois agents conducteurs de voitures automobiles sanitaires ; elle aura coûté, pour être organisée, 38.500 francs, et elle entraînera une dépense annuelle d'environ 50.000 francs.

En répartissant ces sommes sur les 589.361 habitants justiciables du service départemental de désinfection, l'organisation du service aura coûté six centimes e' son fonctionnement coûtera annuellement huit centimes par habitant.

Rouen, Mai 1910.

de cassation du 13 mars 1897.)

peines prévues par l'article 378 du Code pénal. (Arrêt de la Cour dépositaires par état ou profession des secrets confiés, sous les recevoir, le Maire et le Sous-Préfet, comme de tous auxiliaires aux mains des représentants de l'autorité qualifiée pour les tions confidentielles par leur nature, conservent le même caractère Les communications relatives aux cas de maladie, communica-

soins ;

Toute personne résidant avec le malade ou lui donnant ses

Le plus proche parent ;

L'ascendant ;

Le conjoint ;

locaux où se trouve le malade ;

Le principal occupant, chef de famille ou d'établissement, des désinfection sont, dans l'ordre suivant :

Les personnes responsables de l'exécution des mesures de

pour les maladies numérotées de 14 à 22.

maladies numérotées de 1 à 13 inclus. — Elles sont **facultatives**

La déclaration et la désinfection sont **obligatoires** pour les

RÉPUBLIQUE FRANÇAISE

DÉPARTEMENT DE LA SEINE-INFÉRIEURE

CARTE-LETTRE circulant en franchise

SERVICE SANITAIRE

(Loi du 15 février 1902 ; arrêté du 10 février 1903 et décret du 2 avril 1903).

CONFIDENTIELLE

𝓜onsieur le[1] _____

à _____

(1) Adresser une carte-lettre au Maire et au Sous-Préfet ou au Préfet dans l'arron-dissement chef-lieu.

Pour ouvrir la carte-lettre, couper en suivant le cadre

remise à cet effet. Cet engagement comporte notamment l'obligation de se soumettre au *contrôle effectif du service public* ; et si, au cours de ce contrôle, il était constaté que les dispositions prises par les familles sont insuffisantes, inefficaces, l'autorité compétente ordonnerait, en vertu de la loi, *l'exécution d'office par le service public*, et aux frais de l'intéressé, des mesures indispensables à la protection de la santé publique.

Pénalités.

Il ne se rencontrera probablement jamais de Français assez inconscient pour enfreindre les dispositions tutélaires d'une telle loi de salut public ; la loi devait cependant prévoir les cas où des fautes de ce genre se produiraient ; elle a prescrit :

1° Que les auteurs de contraventions seraient passibles d'amende, et, en cas de récidive, d'emprisonnement ;

2° Que toute personne mettant obstacle à l'accomplissement des devoirs des autorités pour l'application de la loi pourrait être punie en outre d'une amende de 100 à 500 francs, et, en cas de récidive, de 500 à 1,000 francs.

Taxes applicables à la désinfection opérée par le service public.

La désinfection est gratuite pour les indigents ; pour les autres personnes, elle est à la charge des malades ou de leur ayant-droit suivant le tarif ci-dessous. Il est à noter que la taxe comprend *toutes les opérations effectuées par le service* tant au cours de la maladie que lors de la désinfection totale après terminaison de la maladie ou déplacement du malade ; elle comprend aussi les frais de transport.

TARIF de la DÉSINFECTION	1° Chez les particuliers, dans les communes de moins de 5,000 habitants :	3 °/₀ de la valeur locative de l'ensemble des locaux d'habitation dont dépend la pièce occupée par le malade.
	2° Chez les particuliers, dans les communes de 5,000 à 20,000 habitants :	2,50 °/₀ de la valeur locative de l'ensemble des locaux d'habitation dont dépend la pièce occupée par le malade.
	3° Des chambres d'hôtel garni, loges de concierge, chambres de domestiques, chambres individuelles d'ouvriers logés chez leurs patrons, lorsque ces loges ou chambres font partie d'une habitation collective :	5 francs.
	4° Des établissements scolaires et charitables :	5 francs par local et 1 franc par lit (literie comprise).
	5° La nuit, sur la demande des intéressés :	50 °/₀ en plus des prix ci-dessus.

AVIS. — La plus grande urbanité est recommandée à tous les agents du service ; toute réclamation à ce sujet devra être adressée au Préfet ou au Sous-Préfet, selon l'arrondissement.

NOTE

*à remettre aux familles ou aux personnes représentant le malade,
en vertu de l'article 13 du décret du 10 juillet 1906 sur le
Service de désinfection.*

———━━━━━━———

Certaines maladies se transmettent par des germes ; si on laisse
ceux-ci se disperser, la maladie peut se propager comme un incendie,
atteindre les personnes de l'entourage familial, envahir toute la
maison, gagner un quartier, une région, faire des ravages. **Désinfecter**, c'est tuer ces germes, **c'est empêcher la maladie de
s'étendre**, c'est circonscrire l'incendie.

La désinfection n'exige que quelques mesures très simples. Ne
pas prendre ces mesures, c'est commettre un véritable crime contre
ses propres parents, ses voisins, ses semblables, contre la société.

Désinfecter, dans les cas de maladies transmissibles, est donc un
devoir social ; la loi du 15 février 1902 relative à la protection de la
santé publique en a fait, pour tous les citoyens riches ou pauvres,
une obligation légale, et elle a prescrit que la désinfection serait
désormais assurée par un *service public*.

Au nom de la loi, l'agent de ce service se présente aujourd'hui au
domicile de toute personne atteinte d'une telle maladie. Il ne doit s'y
présenter que de jour. Il s'adresse au principal occupant, chef de
famille ou d'établissement, ou à son défaut dans l'ordre ci-après : au
conjoint, à l'ascendant, au plus proche parent ou à toute personne
résidant avec le malade ou lui donnant ses soins. Il se met à sa
disposition pour exécuter les mesures prescrites par le Conseil
supérieur d'hygiène publique de France, sans intervenir de façon
quelconque dans le traitement du malade, lequel relève de la seule
compétence du médecin.

Au nom de la loi, la désinfection doit être effectuée :

1° Dès le début de la maladie transmissible et pendant tout son
cours ; elle porte alors essentiellement sur les linges, déjections et
excrétions du malade ;

2° Après la terminaison de la maladie ou après le transport du
malade dans un autre endroit (par exemple à l'hôpital), et elle
s'applique alors à l'ensemble des locaux qui ont été occupés par le
malade et des objets qui ont été en contact avec lui.

Les familles peuvent faire exécuter par d'autres personnes que les
agents du service public les mesures prescrites ; mais elles sont
tenues dans ce cas de signer une *feuille d'engagement* qui leur est

remise à cet effet. Cet engagement comporte notamment l'obligation de se soumettre au *contrôle effectif du service public* ; et si, au cours de ce contrôle, il était constaté que les dispositions prises par les familles sont insuffisantes, inefficaces, l'autorité compétente ordonnerait, en vertu de la loi, *l'exécution d'office par le service public*, et aux frais de l'intéressé, des mesures indispensables à la protection de la santé publique.

Pénalités.

Il ne se rencontrera probablement jamais de Français assez inconscient pour enfreindre les dispositions tutélaires d'une telle loi de salut public ; la loi devait cependant prévoir les cas où des fautes de ce genre se produiraient ; elle a proscrit :

1° Que les auteurs de contraventions seraient passibles d'amende, et, en cas de récidive, d'emprisonnement ;

2° Que toute personne mettant obstacle à l'accomplissement des devoirs des autorités pour l'application de la loi pourrait être punie en outre d'une amende de 100 à 500 francs, et, en cas de récidive, de 500 à 1,000 francs.

Taxes applicables à la désinfection opérée par le service public.

La désinfection est gratuite pour les indigents ; pour les autres personnes, elle est à la charge des malades ou de leur ayant-droit suivant le tarif ci-dessous. Il est à noter que la taxe comprend *toutes les opérations effectuées par le service* tant au cours de la maladie que lors de la désinfection totale après terminaison de la maladie ou déplacement du malade ; elle comprend aussi les frais de transport.

TARIF de la DÉSIN-FEC-TION	1° Chez les particuliers, dans les communes de moins de 5,000 habitants :	3 °/₀ de la valeur locative de l'ensemble des locaux d'habitation dont dépend la pièce occupée par le malade.
	2° Chez les particuliers, dans les communes de 5,000 à 20,000 habitants :	2,50 °/₀ de la valeur locative de l'ensemble des locaux d'habitation dont dépend la pièce occupée par le malade.
	3° Des chambres d'hôtel garni, loges de concierge, chambres de domestiques, chambres individuelles d'ouvriers logés chez leurs patrons, lorsque ces logements ou chambres font partie d'une habitation collective :	5 francs.
	4° Des établissements scolaires et charitables :	5 francs par local ou 1 franc par lit (literie comprise).
	5° La nuit, sur la demande des intéressés :	50 °/₀ en plus des prix ci-dessus.

AVIS. — La plus grande urbanité est recommandée à tous les agents du service ; toute réclamation à ce sujet devra être adressée au Préfet ou au Sous-Préfet, selon l'arrondissement.

SERVICE DÉPARTEMENTAL
de désinfection
(Seine Inférieure)

B

ENGAGEMENT

à prendre par les familles lorsqu'elles désirent assurer par elles-
mêmes la désinfection continue AU COURS DE LA MALADIE,
en vertu de l'article 14 du décret du 10 juillet 1906.

Je soussigné (nom et prénoms) ————————————————————
agissant comme personne responsable (1) et désirant, à ce titre,
assurer, au domicile de M (nom et prénoms)————————————————

demeurant à (commune, hameau, rue, n°)—————————————————

l'exécution des mesures de désinfection qui sont rendues obligatoires
au dit domicile par la loi du 15 février 1902, déclare prendre par la
présente et dans les termes prévus par l'article 14 du décret du 10
juillet 1906, l'engagement :

1° De me conformer exactement pendant le cours de la maladie
aux instructions du Conseil supérieur d'hygiène publique de France,
approuvées par le Ministre de l'Intérieur, et dont un exemplaire
m'est remis ;

2° De me soumettre, dans l'exécution des mesures prises, au
contrôle de l'agent du service public, qui ne pourra se présenter au
domicile du malade plus d'une fois par jour ;

3° D'avertir sans délai le Maire, le cas échéant, du transport du
malade hors des locaux où il est actuellement soigné ;

4° D'aviser le Maire de la première sortie du malade après sa guérison, en vue de l'application de l'article 15 du décret précité.

En cas de non-exécution ou d'insuffisance des dispositions résultant de cet engagement, il y sera pourvu d'office par le service public
de désinfection.

Vu :   *(Date.)*

L'Agent chargé du service,   *(Signature.)*

(1) Les personnes appelées à signer cet engagement sont, dans l'ordre suivant :
 Le principal occupant, chef de famille ou d'établissement, des locaux où se trouve
 le malade ;
 Le conjoint ;
 L'ascendant ;
 Le plus proche parent ;
 En cas de décès, les héritiers ;
 Toute personne résidant avec le malade ou qui donnant ses soins.

**Le présent engagement sera annexé à la feuille de contrôle
correspondante.**

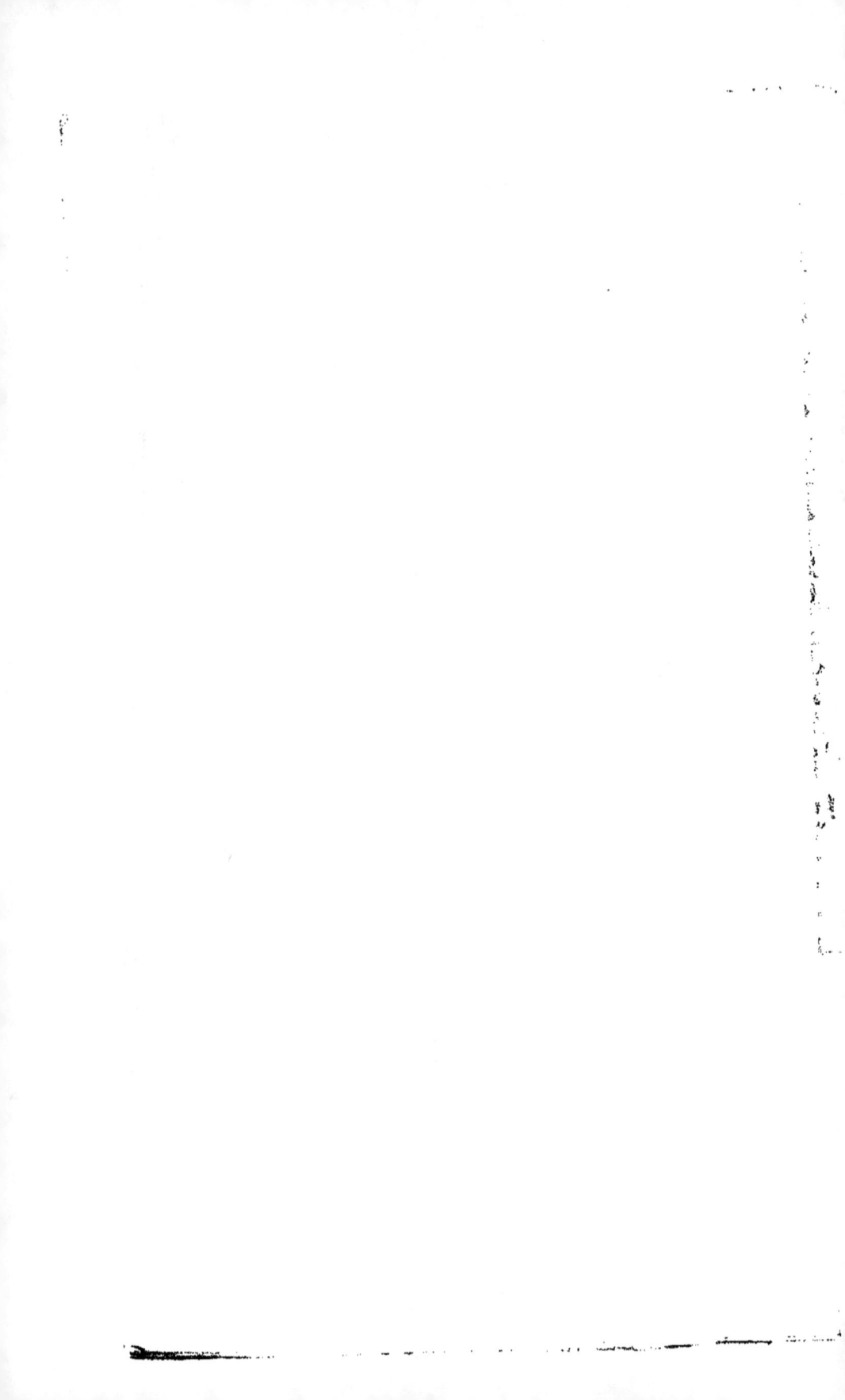

SERVICE DÉPARTEMENTAL
de désinfection
(Seine-Inférieure)

C

ENGAGEMENT

à prendre par les familles lorsqu'elles désirent assurer par elles-
mêmes la désinfection APRÈS TRANSPORT, GUÉRISON ou
DÉCÈS, en vertu de l'article 17 du décret du 10 juillet 1906.

Je soussigné (nom et prénoms)_____

agissant comme personne responsable (1) et désirant, à ce titre,
assurer, au domicile de M (nom et prénoms)_____

demeurant à (commune, hameau, rue, n°)_____

l'exécution des mesures de désinfection qui sont rendues obligatoires
au dit domicile par la loi du 15 février 1902, déclare prendre par la
présente et dans les termes prévus par l'article 14 du décret du 10
juillet 1906, l'engagement :

1° De faire opérer la désinfection sans délai, conformément aux
instructions du Conseil supérieur d'hygiène publique de France,
approuvées par le Ministre de l'Intérieur, et dont un exemplaire
m'est remis ;

2° De prévenir au moins douze heures à l'avance le chef de poste
du moment où l'opération devra avoir lieu ;

3° De me soumettre, dans l'exécution des mesures prises, au
contrôle de l'agent du service public, qui s'assurera sur place si les
opérations sont exécutées dans les conditions techniques formulées
par le Ministre de l'Intérieur après avis du Conseil supérieur d'hygiène publique et si spécialement les appareils dont il serait fait
usage fonctionnent dans les conditions imposées par le certificat de
vérification prévu au décret du 7 mars 1903.

En cas de non-exécution ou d'insuffisance des dispositions résultant
de cet engagement, il y sera pourvu d'office par le service public de
désinfection.

Vu :   (Date.)

L'Agent chargé du service,   (Signature.)

_____

(1) Les personnes appelées à signer cet engagement sont, dans l'ordre suivant :
    Le principal occupant, chef de famille ou d'établissement, des locaux où se trouve
    le malade ;
    Le conjoint ;
    L'ascendant ;
    Le plus proche parent ;
    Toute personne résidant avec le malade ou lui donnant ses soins.

Le présent engagement sera annexé à la feuille de contrôle
correspondante.

Service départemental
de désinfection
(Seine-Inférieure)

D

Désinfection par le Service public

Relevé des visites et opérations faites

par M. *D.*

agent du poste de *D.*

pendant le cours de la maladie

de M. (nom et prénom) *enfant-T.*

Demeurant à (commune, hameau, rue, n°) *T.*

Numéro de la maladie   *6*

Date de réception de l'avis de la maladie   *11 Janvier 1910*

Nom, prénom et qualité de la personne
responsable de l'exécution des mesures
de désinfection [*]   { *Le père*

---

[*] Les personnes responsables de l'exécution des mesures de désinfection sont dans l'ordre suivant :
Le principal occupant, chef de famille ou d'établissement des locaux où se trouve le malade;
Le conjoint;
L'ascendant
Le plus proche parent
Toute personne résidant avec le malade ou lui donnant ses soins.

Numéro	Date des Visites	Heure	Impuretés, objets et désinfectants remis					Constatations & Observations de l'Agent
			Eau A	Désinfection avec prophylaxie nguent	Pommade	Camphre nitrique	Sulfate de Cuivre	
1	12 Janvier 1914	9 h ¾				Un		Désinfection faite suivant instruction
2	14 d°	10 h				Un		
3	17 d°	2 h ½				Un		
4	20 d°	9 h ¾				Un		
5	27 d°	midi ½				Un		

À la fin de la maladie ou en cas de transport du malade de son domicile, en cas de décès, l'agent remettra sans retard présent relevé au Chef de Poste après y avoir consigné les renseignements suivants :

Date de la fin de la maladie : 27 Janvier 1910

Date du transport :

Date du décès :

Date de l'inhumation :

Le Chef de Poste adressera immédiatement une copie du ... au Préfet et classera l'original après y avoir annexé les ... de déclaration produites par le médecin .

L'agent du Service,   Le Chef de Poste .

Service départemental
de désinfection
Seine-Inférieure :

Désinfection par le Service public

D

Relevé des visites et opérations faites

par M. D.

agent du poste de D.

pendant le cours de la maladie

de M. (nom et prénom) enfant T

demeurant à (commune, hameau, rue n°) T

Numéro de la maladie   6

Date de réception de l'avis de la maladie 11 Janvier 1910

Nom, prénom et qualité de la personne
responsable de l'exécution des mesures
de désinfection [1]   } Le père

---

[1] Les personnes responsables de l'exécution des mesures de désinfection sont dans l'ordre suivant :
Le principal occupant, chef de famille ou d'établissement des locaux où se trouve le malade ;
Le conjoint ;
L'ascendant ;
Le plus proche parent ;
Toute personne résidant avec le malade ou lui donnant des soins .

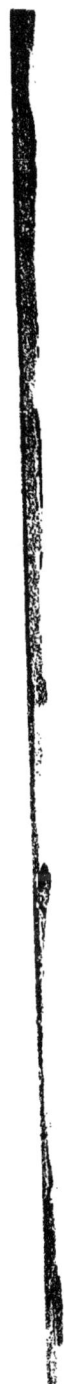

A N N E X E 6

SEINE-INFÉRIEURE

SERVICE DÉPARTEMENTAL
DE
DÉSINFECTION

E

DÉSINFECTION FINALE
Pratiquée par le Service Départemental

RELEVÉ DES OPÉRATIONS

faites par M. _Gabriel_

agent du poste de _Rouen_

au domicile de M. (nom et prénoms). _Z_

demeurant à (commune, hameau, rue, n°). _Deville les Rouen_

à la suite d'un cas de maladie n°. _1_

Date de la désinfection _15 février 1910_

Heure d'arrivée à pied d'œuvre _9h matin_

à laquelle le thermomètre de l'étuve a atteint 80° _9h 30_

— l'étuve a été ouverte _10h 30_

LOCAUX DÉSINFECTÉS

			PROCÉDÉ EMPLOYÉ		
NOMBRE	DIMENSIONS	DESTINATION	Acide hypermanganique (nombre de fumigations en place)	Blanchissement à l'eau de chaux	Pétrolisation ou matériel nettoyage
1	4 x 3 x 3	chambre à coucher	2		
1	1,50 x 2 x 3	cabinet de toilette	1		

Nombre de fumigations employées.... { 2 pour 20 mètres cubes.
1 — 15 —
— 10 —
— 5 —

REMARQUES DE L'AGENT

OBJETS DÉSINFECTÉS

MATELAS	COUVERTURES	OREILLERS ET TRAVERSINS	ÉDREDONS	RIDEAUX DE LITS	PIÈCES d'HABILLEMENT de LINGE	TAPIS						
1	2	2	1									

Nombre total d'objets désinfectés _6_

Nombre d'étuvées faites _1_

Y a-t-il eu destruction d'objets mobiliers ?

non

REMARQUES DE L'AGENT

Date et heure du départ :

11h 45 matin le _15 février 1910_
L'Intéressé

L'agent de désinfection.

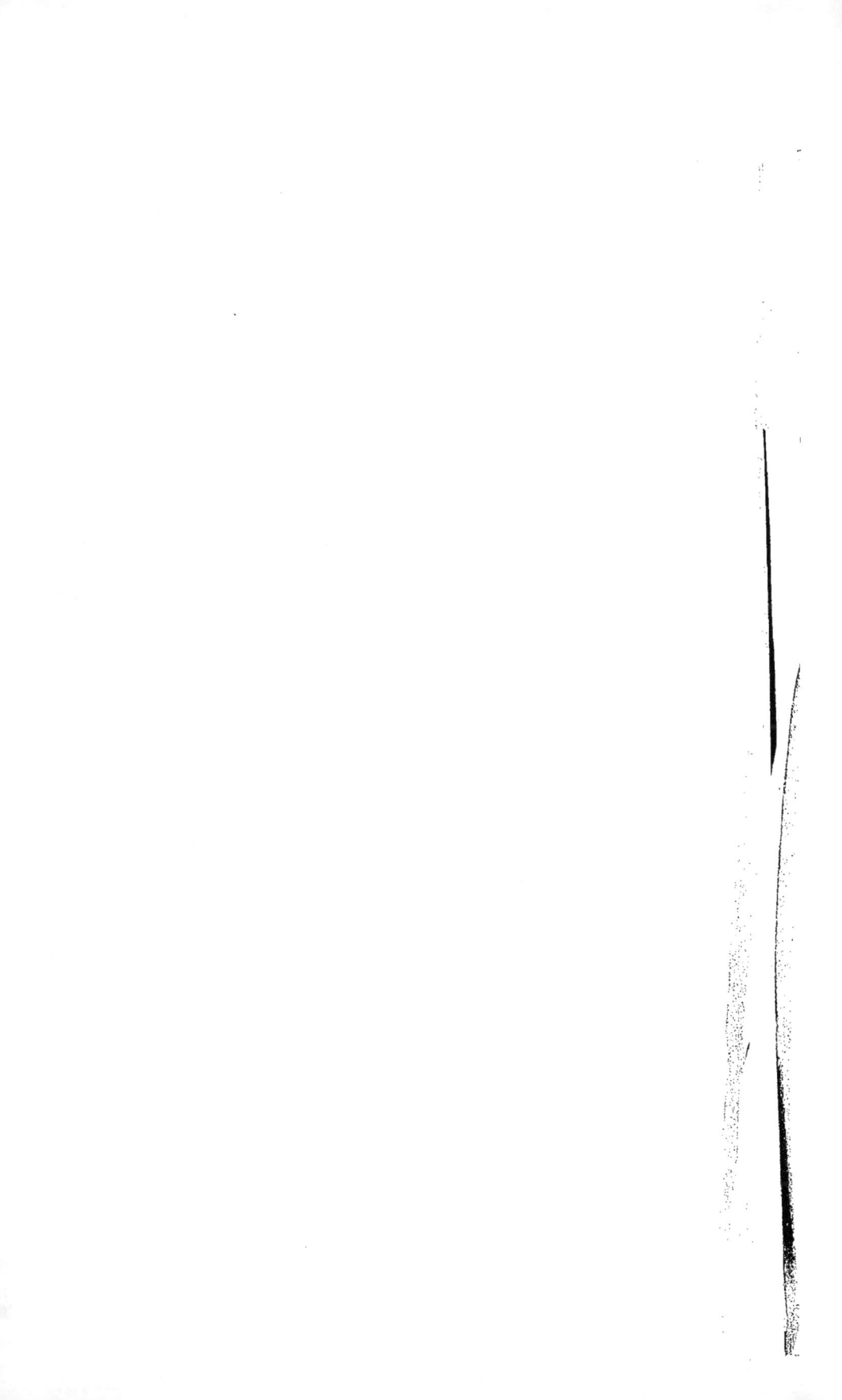

Annexe 7
Service Départemental
de Désinfection.
Seine-Inférieure

Désinfection par les soins des intéressés
sous le Contrôle
des agents du Service Départemental

Numéro de la maladie   4

Date de réception de l'avis de maladie   31 Déc^{bre} 1909

Nom et prénoms du malade   B.

Domicile du malade (commune, hameau, rue, N°)   A

Nom, prénoms et qualité de la
personne responsable de l'exécution
des mesures de désinfection qui a
signé les engagements prévus par
les articles 14 et 17 du décret du
10 Juillet 1906"   } Le père

Les personnes responsables de l'exécution des mesures de désinfection sont
dans l'ordre suivant :
    Le principal occupant, chef de famille ou d'établissement, des locaux
où se trouve le malade
    Le conjoint.
    L'ascendant
    Le plus proche parent
    Toute personne résidant avec le malade ou lui donnant ses soins

Si les engagements pris, n'ont pas été observés, l'agent le mentionnera expressément ci-dessous et le Chef de Poste en préviendra sans retard le Préfet.

_____

_____

_____

_____

_____

_____

_____

Le Chef de Poste adressera immédiatement, une copie du présent relevé au Préfet et classera l'original après y avoir annexé la formule de déclaration produite par le médecin.

L'Agent du Service   Le Chef de Poste,

Annexe 7
Service départemental
de désinfection.
Seine-Inférieure

Désinfection par les soins des intéressés sous le Contrôle des agents du Service Départemental

Numéro de la maladie   4

Date de réception de l'avis de maladie   31 Déc^{bre} 1909

Nom et prénoms du malade   B.

Domicile du malade (commune, hameau, rue, N°)   A

Nom, prénoms et qualité de la personne responsable de l'exécution des mesures de désinfection qui a signé les engagements prévus par les articles 14 et 17 du décret du 10 juillet 1906 "   Le père

Les personnes responsables de l'exécution des mesures de désinfection sont dans l'ordre suivant :
Le principal occupant, chef de famille ou d'établissement des locaux où se trouve le malade
Le conjoint.
L'ascendant
Le plus proche parent.
Toute personne résidant avec le malade ou lui donnant ses soins

Désinfection pendant la maladie

Date de l'engagement souscrit (formule B)

Numéros	Dates des Visites	Heures	Constatations et Observations de l'Agent
1	4 Janvier 1910	3h½ s.	1° Le fils B... soldat au 74e de ligne à Rouen est tombé
2	6 d°	9h m.	malade chez ses parents où il était en permission de 24 heures
3	8 d°	3h¾ s.	le 10 Décembre 1909. Le médecin traitant l'a soigné jusqu'au
4	11 d°	3h½ s.	30 Décembre suivant pour la grippe et ce n'est qu'à cette date
5	13 d°	3h¾ s.	qu'il a pronostiqué la scarlatine.
6	15 d°	8h¾ m.	2° J'ai constaté pendant mes visites que la désinfection
7	18 d°	3h s.	des appartements avait lieu à l'aide de l'eau de Javel et
8	19 d°	9h m.	celle du linge à l'aide du Formol du commerce.
			Les excréments du malade sont vidés dans la
			fosse d'aisances après séjour dans une solution de
			sulfate de Cuivre.

2° Désinfection à la fin de la maladie, en cas de transport du malade hors de son domicile en cas de décès

Date de l'engagement souscrit (formule C) - 11 Janvier 1910

	du transport	
Dates	de la guérison	18 Janvier 1910
	du décès	
	de l'avis adressé au chef de poste	17 Janvier 1910
	de l'exécution des opérations	19 Janvier 1910

	sur les produits morbides	oui
	sur la literie	oui
La désinfection a-t-elle été	sur les linges	oui
pratiquée dans les conditions	sur les vêtements	oui
prescrites par le Conseil supérieur	sur le mobilier	oui
d'hygiène publique de France	sur les locaux	oui
	sur les latrines et fosses d'aisances	oui
	sur les éviers, ordures, puits et citernes	oui

Nature des appareils employés — Pulvérisateurs de formol pour l'appartement, pour la literie, le linge
et les effets, passage pendant 8 heures dans un four de boulanger chauffé à 70°

Observations générales — L'étuve du jour n'est employé d'après ..... avis du médecin traitant

Service
Départemental
de
Désinfection

Seine-Inférieure.

Journée du   19

M

agent de désinfection

du poste de

_____

G

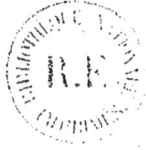

Feuille quotidienne de Service

à remettre, tous les soirs, par le chef de poste à l'agent de
désinfection et à restituer par ce dernier au chef de poste,
au retour de sa tournée.

M   agent du poste de désinfection de

est invité à se rendre le

				Le soussigné atteste que l'agent de désinfection s'est rendu à son domicile.	
				Heures	Signature
à	, chez M	, où un cas de maladie n° s'est déclaré ;		à	
à	, chez M	, ___ d° ___ n° ___ d° ___ ;		à	
à	, chez M	, ___ d° ___ n° ___ d° ___ ;		à	
à	, chez M	, ___ d° ___ n° ___ d° ___ ;		à	
à	, chez M	, ___ d° ___ n° ___ d° ___ ;		à	
à	, chez M	, ___ d° ___ n° ___ d° ___ ;		à	
à	, chez M	, ___ d° ___ n° ___ d° ___ ;		à	
à	, chez M	, ___ d° ___ n° ___ d° ___ ;		à	
à	, chez M	, ___ d° ___ n° ___ d° ___ ;		à	

A   le   19

Le Chef de Poste ,

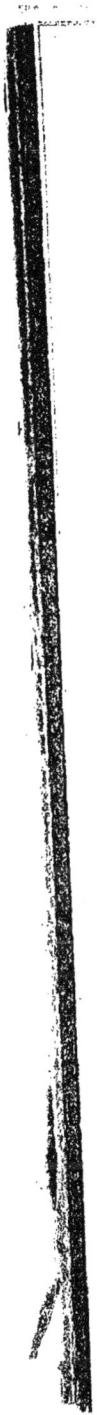

Compte-rendu journalier

SERVICE DÉPARTEMENTAL
de désinfection

Seine-Inférieure

Arrondissement de _Dieppe_

H

I. — Déclarations de cas de maladies contagieuses reçues dans la journée du _2 Juin 1910_

	LOCALITÉ	RUE ou HAMEAU	NOM DU MALADE	NUMÉRO de la maladie	OBSERVATIONS du médecin
No 126	Dieppe	rue du Charelle	G.	1	No 433. L'enfant a été transporté à l'hôpital où la rougeole s'est déclarée ... faire désinfecter le plus tôt possible
127	Dieppe	rue de l'Abattoir	B.	5	No 433. La désinfection ne pourra être effectuée qu'après guérison

II. — Feuille de service de l'Agent _Lenoir_ pendant la journée du _3 Juin 1910_

Nos	LOCALITÉ	RUE ou HAMEAU	NOM DU MALADE	NUMÉRO de la maladie	OBSERVATIONS reçues par le Chef de poste
113	Dieppe la Bataille		B.	6	
114	St Nicolas d'Aliermont		G.	6	
115	Monchy sur Eu		E.	6	

À _Dieppe_ le _30 Mai_ 19 _10_.

Le Chef de Poste,

Signé : M.E.

Service Départemental
de Désinfection.
(Seine-Inférieure)

Registre - Journal

N° d'ordre	Dates de la déclaration et de sa réception	Malade			Médecin			Maladies à déclaration obligatoire													Maladies à déclaration facultative									Disparition par...	Dates		Observations
		Commune	Rue ou hameau	Nom	Nom	Résidence	N° du Circuit	1	2	3	4	5	6	7	8	9	10	11	12	13	14	15	16	17	18	19	20	21	22	23	24		25
176	18/4	Deville-les-Rouen	46, Rue...	X	Dr C.	Deville-les-Rouen																1								1	19/fév	2 Mars	
177	19/4	Barentin	R. de R.	Y	Dr H.	Barentin						1																		1	22/fév	2 Mars	
178	19/4	St Pierre de Varengeville		Z	Dr A.	Barentin					1																			1	21/fév		

PRÉFECTURE
de la Seine-Inférieure
—

INSPECTION
des
SERVICES D'HYGIÈNE

CONSIGNE

POUR LES AGENTS DE DÉSINFECTION

Conducteurs de la Voiture sanitaire

1° Il est interdit de mettre en marche le moteur de la voiture sanitaire avant 6 heures du matin et après 9 heures du soir.

2° L'agent devra commencer sa tournée tous les matins entre 6 heures et 6 heures 1/2.

3° L'approvisionnement de la voiture devra être complet au départ, conformément à l'instruction spéciale, et avoir été constitué la veille au soir.

4° Dès sa rentrée au garage, l'agent devra venir *en personne* se présenter au chef de poste, et se mettre à sa disposition après lui avoir remis sa feuille d'opérations.

5° Si aucune désinfection urgente ne nécessite un nouveau déplacement de la voiture sanitaire, l'agent procédera immédiatement au lavage de la voiture et à l'entretien normal du mécanisme, conformément à l'instruction spéciale. Ce lavage sera fait tous les jours, quelle que soit l'heure de la rentrée au garage.

6° L'agent ne pourra disposer de son temps que lorsque le lavage de la voiture, le graissage du mécanisme et la reconstitution des approvisionnements auront été effectués, et après avis du chef de poste.

7° Toute avarie, quelque minime qu'elle soit, sera signalée immédiatement au chef de poste.

8° L'agent ne devra s'adresser à aucun fournisseur sans être porteur d'un bon délivré par le chef de poste.

9° Tous les soirs, l'agent retirera, au bureau du chef de poste, ses feuilles d'opérations pour le lendemain.

PRÉFECTURE
de la Seine-Inférieure
—
INSPECTION
des
SERVICES D'HYGIÈNE
—

ÉQUIPEMENT
DE LA VOITURE SANITAIRE

L'outillage, les approvisionnements et les pièces de rechanges dont la voiture sanitaire devra être constamment munie sont déterminés ci-après :

I. Outillage

L'outillage dont la voiture sanitaire devra toujours être pourvue se compose de :

1° Pour la voiture :

1 cric ;
1 pompe à pneu ;
1 levier fourche ;
2 démonte-pneus ;
1 bédane ;
1 ciseau à froid ;
1 marteau ;
1 pince universelle ;
1 chasse-goupille ;
1 clef anglaise ;
4 clefs doubles ;
1 petite clef king dik ;
1 clef à molette plate ;
1 pointeau ;
1 lime demi-ronde ;
1 lime queue de rat ;
1 lime plate ;
1 tournevis long ;
1 étau à main ;
5 clefs spéciales de Dion.

2° Pour l'étuve :

1 lampe Primus avec sa rampe à brûleurs et son flexible ;
1 thermomètre ;
1 petite lampe à alcool.

2° Pour la pratique de la désinfection :

Boîte étuve avec sa lampe ;
2 seaux ;
2 pulvérisateurs avec leurs accessoires ;
3 blouses ;
3 paires de bottes ;
3 surtouts.

Tous ces objets seront constamment tenus en état de bon fonctionnement.

Tout objet ci-dessus, détérioré, perdu ou mis hors d'usage devra être remplacé dès la rentrée au garage sur note écrite remise par l'agent au chef de poste.

Le chef de poste est chargé de vérifier l'existence de ce matériel par une visite faite inopinément au moins tous les quinze jours. Chaque visite donnera lieu à l'établissement d'un rapport sommaire transmis aussitôt à l'Inspection.

Toute pièce d'outillage hors d'usage devra être remise au garde-magasin.

II. Approvisionnement

L'approvisionnement normal de la voiture sanitaire comprendra :

1° Pour la voiture :

Essence, 1 bidon de 10 litres, arrimé sur la plate-forme ;
Huile, 3 flacons ;
Graisse consistante, 1 boîte ; } arrimés dans le double fond.
Carbure de calcium, 3 boîtes. }

Les réservoirs d'essence et d'huile seront toujours pleins au départ du garage.

2° Pour l'étuve :

Pétrole, 10 flacons ou plus du pétrole contenu dans le réservoir de la lampe Primus qui devra être constamment plein au départ du garage.

3° Pour la désinfection :

Chaux éteinte, 10 flacons ;
Crésylol sodique, 10 flacons ;
Fumigènes, 70 pour 20 m. c. dont 10 avec griffe ;
— 10 pour 15 m. c. tous avec griffe ;
— 10 pour 10 m. c. tous avec griffe ;
— 20 spéciaux pour la petite étuve ;
Papier gommé, 2 rouleaux.

III. Pièces de rechange

Les pièces de rechange dont la voiture sanitaire devra toujours être pourvue sont :

1° Pour la voiture :

Un pneu neuf, réparé ou en bon état ;
Deux chambres à air neuves, réparées ou en bon état ;
3 boulons de sécurité en bon état avec leurs papillons ; obus, rondelles caoutchouc et autres pièces de valve ;
2 bougies neuves, réparées ou en bon état avec leurs joints ;
1 soupape complète avec ressort et rondelle ;
1 soupape nue ;
1 cardan complet comprenant tête de cardan côté roue, tête de cardan côté différentiel avec leurs treties, arbre de cardan, 4 dés en bronze ;
1 ressort de pompe à eau ;
1 ressort de pompe à huile ;
2 joints de bouchons de soupape ;
2 joints à eau ;
1 petite boîte renfermant de la poêle d'émeri.

2° Pour l'étuve :

1 rampe à bout ;
1 flexible ;
1 thermomètre ;
1 manomètre.

Chaque fois qu'une de ces pièces aura été utilisée en cours de route, l'agent devra, aussitôt rentré au garage, procéder au remplacement de la pièce dans son approvisionnement après en avoir rendu compte par une note écrite au chef de poste. La pièce à remplacer sera fournie par le magasin central sur un bon de l'agent après avis du chef de poste.

Toute pièce délivrée ou hors d'usage sera remise au garde-magasin.

DESCRIPTION DE LA VOITURE SANITAIRE

DU

Département de la Seine-Inférieure

(Partie automobile)

———

Ce véhicule, construit pour la partie automobile par les établissements de Dion-Bouton (30, quai National, Puteaux), est établi sur les données caractéristiques suivantes :

Le *moteur*, vertical, à essence de pétrole, est un monocylindre de 100 "/" d'alésage et de 130 "/" de course ; sa puissance est d'environ 9 chevaux. Les soupapes d'admission et d'échappement sont commandées mécaniquement. L'allumage se fait par magnéto haute tension et bougie. Le moteur est alimenté par un carburateur à gicleur et à niveau constant. La quantité de gaz admise au cylindre et par suite la vitesse du moteur peuvent être réduites par le jeu d'une pédale.

L'*embrayage* s'opère par serrage d'un plateau en acier relié à l'arbre primaire du changement de vitesse entre deux plateaux en bronze solidaires du moteur. En appuyant sur une pédale placée au pied gauche, le conducteur produit le débrayage par écartement de deux plateaux de bronze, le disque d'acier devient alors indépendant et l'entraînement cesse. C'est l'embrayage par plateaux métalliques dont depuis de nombreuses années sont munies les voitures de Dion-Bouton. Il s'est toujours révélé admirablement progressif et robuste.

Le *changement de vitesse*, du type à double train baladeur et à prise directe en grande vitesse, permet trois vitesses avant et la marche arrière. Les vitesses sont respectivement de 9 km 5, 17 km 80, 29 km /. Elles pourraient être modifiées si besoin était par le changement des rapports des pignons.

La *transmission* aux roues s'opère par le système bien connu et particulier aux de Dion-Bouton des cardans transversaux. C'est le mode de transmission qui donne le meilleur rendement. Depuis leur origine, les usines de Dion-Bouton l'ont utilisé sur plus de 30.000 châssis de toutes puissances.

La *direction* est obtenue par un essieu brisé reliant les roues avant. Trois quarts de tour de volant à droite ou à gauche donne le braquage maximum des roues qui est d'environ 40 degrés.

Les *freins* sont au nombre de deux, indépendants l'un de l'autre. L'un agit sur les moyeux des roues arrière, il est commandé par un levier à main droite en dehors de la voiture, l'autre agit sur une poulie montée sur l'arbre secondaire du changement de vitesse. Il est commandé par une pédale.

Ainsi aménagé, ce châssis se présente admirablement approprié au service que les services d'hygiène doivent attendre d'une voiture sanitaire comme celle du département de la Seine-Inférieure. Le véhicule est d'un mécanisme simple et d'un maniement facile. Le monocylindre de Dion-Bouton est justement réputé pour sa souplesse, sa consommation économique et son incomparable solidité. Tout le reste du mécanisme n'est pas moins robuste. Le coût d'entretien d'un véhicule de ce genre est absolument infime et, à ce titre encore, il répond admirablement au juste désir d'économie que peuvent avoir les services d'hygiène.

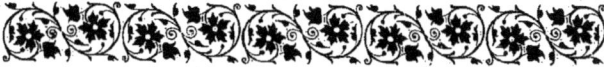

TABLE DES MATIÈRES

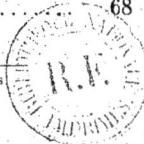

Imp. Le Croquis, 9, place de la Bourse, Paris

www.ingramcontent.com/pod-product-compliance
Lightning Source LLC
Chambersburg PA
CBHW071152200326
41519CB00018B/5195